手放すと、すーっと楽になるモノこと

健康法と医学に頼らず100歳楽々長寿

和田秀樹
島田裕巳

はじめに

健康というのは、実は主観的なものです。

1948年に発効されたWHO憲章では、前文において「健康」は次のように定義されています。

「健康とは、病気でないとか、弱っていないということではなく、肉体的にも、精神的にも、そして社会的にも、すべてが満たされた状態にあることをいいます。（日本WHO協会訳）」

この「満たされた」というのは、検査データがどうかとか、医者がどう言っているかではなく、本人が感じているということだと私は信じています。

ということは、老いて衰えていっても必ずしも健康でないとは言えないということです。

私自身、糖尿病と高血圧と心不全という持病を持ちながら、年の割に仕事もできるし、若く見える（お世辞かもしれませんが）ので、健康だと思っています。

本書のタイトルは楽々長寿ということになっていますが、実は私自身は長寿に重きをおいていません。

たとえば好きなワインをやめたら3年長生きできると医者に言われたとしても、ワインを飲むほうを選びます。

それより、残りの人生が幸せなほうがいいと考えているのです。

ということで、今回、本来主観的なものである健康とか死生観について宗教学者の島田裕巳先生と話し合うことは本当に有意義なことだと思っています。

高齢者を長年診《み》てきて思うことは、死ぬことは避けられないし、老化も避けられない。でも、多少は死を先送りにできるし、老化を先送りできることです。ただ、それはどちらかというと医学の力というより、意欲とか栄養とかそういう要素のほうが大きい気がします。

あとは、老いとか死についてどういう考えを持つかも大きいでしょう。

精神科医の私にとって、コロナ禍というのは鮮烈なものでした。

感染したくない、死にたくないの一心で、人々は家に閉じこもり、会食も旅行もみんな我慢しました。

我慢しているうちに亡くなる高齢者もたくさん出ました。

瀕死の患者さんがいても、死に目に会わせてもらえない。また近親者や恋人や親友が入院しても、面会も許されない。

ふだんは中国の自由のなさをボロクソにたたくのに、刑務所並みの自由の剝奪《はくだつ》をすんなり受け入れる日本人とは何なのだろうかと本気で疑問に感じました。

もちろん死にたくないからなのでしょうが、死なないで済むなら、どんな犠牲も払うという価値観が私には納得できなかったのです。

コロナに限らず、多くの患者さんは、薬を飲んで身体がだるくなっても、食べたいものが食べられなくなり、好きなお酒もタバコも我慢することになっても、長生きにこだわります。ところがそういうことをして本当に長生きできるのかという、日本国内での大規模比較調査のデータはどこにもありません。

要するにこうすれば長生きできると、医者も患者さんも宗教のように信じています。ところが私のように高齢者を長く診ていると例外にたくさん出会うのです。

こういうことを世界中の宗教に通じている島田先生がどうお考えになるのか、そして私の素直な疑問もぶつけてみたいと思いました。

実はもちろん、もう対談は終わっているのですが、やはり島田先生は博識で、考え方もユニークでとても有意義なものとなりました。

ストレスや自己肯定感、前頭葉の大切さや、ＡＩ時代にどう対応するかまで、かなり幅広くお話ができました。

ということで、少しはこれからの生き方のヒントになると信じているので、ぜひ読み進めてください。

和田秀樹

目次

第1章

まず、数値にがんじがらめの健康観を捨てる

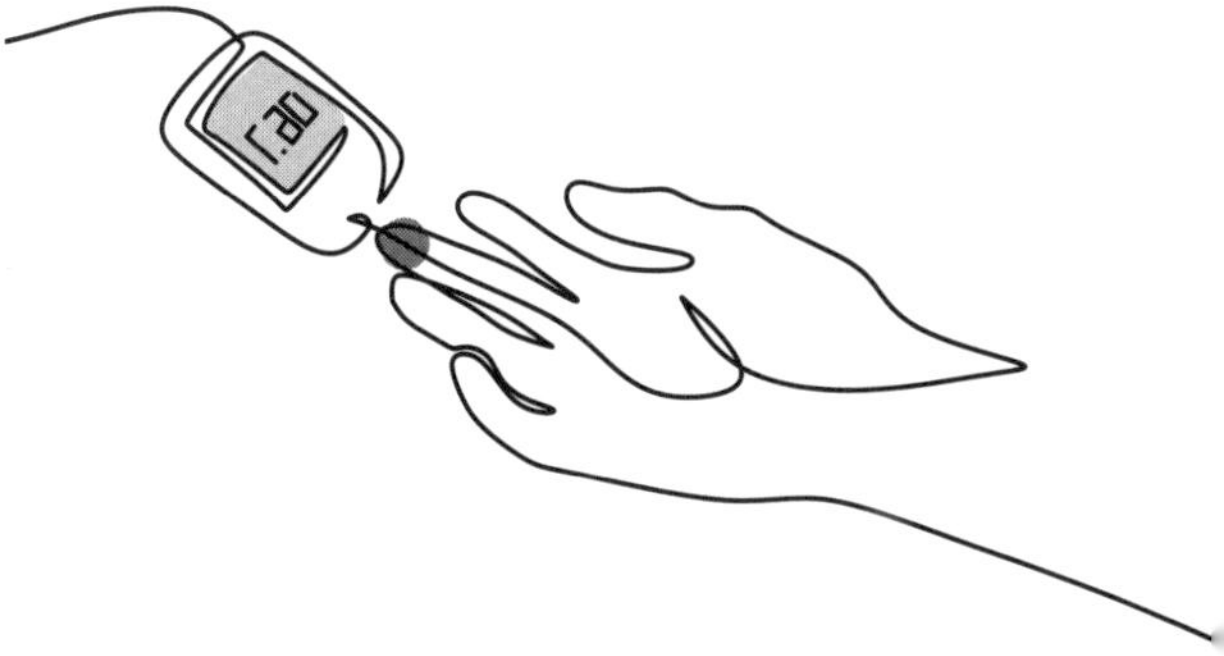

和田先生の健康法は？

和田秀樹（以下：和田）　健康面での最近のコンディションですが、まさにたまたま来週の火曜日にステントを入れることになりました。心臓ですね。私はもうこれでかれこれ6～7年になりますが、どちらかというと重めの……、重めと言うか、医者から言わせると数値がひどく悪い糖尿病です。

しかし、医者の言うレベルまで血糖値を下げる方が早く死ぬというデータがちゃんとあるので、やや高めの数値でそのままにしています。一応、表向きはヘモグロビンA1cは上の数値は6・2までが正常ということになっています。とはいえ、7・0から7・9くらいの方が一番長生きしているというのが、欧米の大規模調査で明らかになっています。ただし、7・0から8・0にすると低血糖の発作が20人に1人ほどの頻度で起こります。ですから、低血糖を起こさないようにしようとして、だいたい9・0から10・0でコントロールしているんです。そうすると、もちろん死亡率は少し上がりますが、低血糖の発作は今のところ起きていない。私は普段からクルマを運転するのですが、低血糖の発作を起こして事故でも起こしたら、「和田秀樹は人にいろんなことを言いながら事故を起こす」と書かれますから、そのほうがむしろ寿命が短くなると思います。

そう考えて、血糖値を高めでコントロールするために、起こりうることは一応潰しておいた方がいいということで、3ヵ月に1度、腎機能の検査、半年に一度、眼底の検査をしています。動脈硬化で一番怖いのは心筋梗塞なので、だいたい3年から5年に1回心臓ドックもやっていて、1ヵ月ほど前の心臓ドックで冠動脈の狭窄が見つかり、ステントを入れることになりました。

血圧もだいたい170くらいで、コレステロールも300くらいです。データ上はとても良くないわけですが、要するに何をもって健康と言うかといえば、医者は数字で言うわけです。僕はそれこそまさに宗教だと思っています。しかも海外のエビデンスと言われるものはありますが、日本人対象の大規模比較調査がないので、本当はどのくらいが一番良いのかまったくわかっていないのです。しかも、医学部の教授たちの周囲にはスタッフもいるし、研究費も確保できるのに調査をしようとしません。彼らが調査をしないので、僕が血圧や血糖値についていろいろなことを言っても、エビデンスを持っていない医者たちからは批判はありません。でも、ネットでかなり悪口を書き込まれていますが、僕と喧嘩をできる医者はいないんです。その理由は、彼らが調査も何もせず、データを持っていないからです。

「どうして大規模比較調査をしないんですか？」と医学部の教授たちが問われたとき、彼らは黙るしかありません。

日本の健康に対する意識はそのようなエビデンスも明確でない医師たちの発言のもとにあります。ですから、血液検査の結果など、私の検査上のデータは少しも良くないのですが、巷間言われている血圧や血糖値の数字というのは宗教のような数字だと思っています。僕は、医学の世界の検査数値教と思っていますし、それはカルト以外の何物でもないと思っています。カルトの人たちから見ると僕の検査結果はものすごく悪い数値ですが、実際に身体の調子が悪いのか？　良いのか？　ということに関して言えば、体調はまあまあ良く、仕事もすごくはかどっているわけです。

最近、私が唯一医者のお世話になったのは、コロナの最中のことですから、3年ほど前のことになります。飛行機の中で喘鳴《ぜんめい》がしたので、慌てて知り合いの医者を訪ねました。すると、「本当は入院が必要な心不全です」と言われ、利尿剤を処方されました。その薬を服用しているため、それ以降おしっこがものすごく近くなりましたが、そのことを除けば利尿剤のおかげで心不全の症状が改善されました。しかも、ちょっとしたことで息切れしていたのですが、今では青信号の点滅が始まったら赤信号になる前に走ってしっかり横断歩道を渡り切れます。このように、いわゆる健康というものを主観的なものと感じるのか、検査数値教の皆さんが言う数字を健康とするのか。僕自身は自分自身の主観において具合がいいなら健康だと思っているのです。

島田先生の健康法は？

島田裕巳（以下：島田）　僕の場合は49歳のとき、甲状腺機能亢進症と十二指腸潰瘍を併発して病院に行ったらそこからいきなり40日間入院し、その間に鎮静というんですが、10日間くらい意識のない状態に置かれた経験をしました。そのとき入院したのが世田谷区にある関東中央病院なんです。その病院で助けられたという経験をしているので、和田さんがおっしゃるカルトとしての医療に関して、いちおうの信頼は持っています。

和田　カルトかカルトでないかという点についてですが、島田先生がおっしゃるように、そういう大きな病気をしたときに助けてくれたとか、怪我をしたときにしっかり治してくれたり修復してくれた、出血したときに血を止めてくれた、痛いときに痛みを取り除いてくれたなど、いわゆる悪いところを治す医療までは否定していないんです。

ただ、悪くもないのに、「将来あなたの身体は悪くなるぞ、良くないことが起こるぞ」と予言者のようなことを言い、検査をして悪い数字があったら、無理やり薬を出すとか、今食べたいものや飲みたいものを取り上げるとか、いわゆる将来のことを予言者のように語り、医師が自分の言ったことが絶対に正しく、検査を受けたあなた方は医者の言ったことを聞けという態度が宗教的だということです。

島田　医学を妄信するなということですね。お陰様で、私の場合、大病をした後には、それ以前に比べてもかなり健康になった気がします。体の面で、一種の厄落としをしたということかもしれません。そうなってみて、感じたのは、大病するまでの段階で実は相当に病んでいて、それに対する自覚がなかったということですね。

1995年にオウム真理教事件が起こり、それに巻き込まれて勤めていた大学を辞めざるを得なくなった。その後、9年間くらい、ほとんど仕事のない状態が続きましたし、社会的に復帰するということが難しかった。今でも覚えていますが、ある新聞社から原稿の依頼が来て、それで執筆したんですが、そうしたら、編集長の横やりが入り、「まだ時期尚早である」ということで新聞に掲載されなかった。そんなこともあって、悶々《もんもん》とした日々を送っていましたし、金銭的にも貯えが無くなってきて、厳しい状況に置かれるようになったわけです。相当にストレスフルな生活をしていたことが、病気を引き寄せた原因ではなかったのかと思います。

それでも、オウム事件のときに、はっきりとした証拠もなしに誹謗中傷の記事を書いた新聞社を訴えて、それに完全に勝訴したことが大きかったんですね。判決では、私に対して向けられていた疑惑が根拠のないものであることが証明されました。訴えたのはその1件だけですが、それでも、勝訴したことの影響はその後かなり大きかったと思います。

それから、2001年に、オウム真理教の事件を総括する形で『オウム　なぜ宗教はテロリズムを生んだのか』（トランスビュー）という本を出したことも、社会復帰を果たす上ではとても大きかった。7月に本が出た後、9月にアメリカで同時多発テロが起こり、宗教によるテロリズムの問題が大きくクローズアップされたことで、私の本に対する注目度もかなりあがった気がします。新聞や週刊誌などのメディアで、二十数件書評も出ましたから。それによって、すぐ生活ができるようになったわけではないんですが、この本の出版も、勝訴とともに、その後に大きな意味を持ちました。

その後、大病に見舞われたわけですが、大学を辞めてからの人生というものが、そこで大きく転換しました。その時期の体験が、自分にとってどういう意味を持っているのかということについては、いろいろと考えますが、全体としては、言い方としては変かもしれませんが、「よかった」のではないかとも思っています。あの時期のことがなければ、今の自分はないわけで、決してよい体験ではないわけですが、それを経験しない人生の方がはるかに平凡で、つまらないものではなかったのかとも思うんですね。

少なくとも、今では、著作の数が200冊を超えましたが、そんなに多くの本を出すこともできなかったはずです。本には読者がいて、私の本を読んで面白かったとか、あるいはそれで救われたとか、いろいろな方がおられるわけで、そうした形で社会とかかわることで、自分の人生の意味を実感できるようなところもあります。

ところで、２０２３年に私は70歳になりましたが、70歳になったとき、「少しでも身体を動かさなければいけない」と思い始めたんですね。そのきっかけというかモデルにしたのが、ジャズ評論家の寺島靖国さんという方の生き方です。寺島さんは吉祥寺で「Ｍｅｇ」というジャズ喫茶をやっていて、かなり前からジャズについての批評やエッセイなどを書くようになり、オーディオなどについても多くの記事やレポートを書いています。それから昨今では寺島レコードというジャズのレコードレーベルを立ち上げ、現在86歳です。それこそその年齢で走るくらい非常にお元気です。とても86歳には見えません。ちなみに、寺島さんは高齢者医療の第一人者でもある和田先生の大ファンですよ。

和田　それは嬉しいですね。

島田　その寺島さんが最近『ＪＡＺＺ健康法入門』（音楽之友社）という本まで書き、その中でいかに和田さんに心酔しているかということを書いています。

和田　今度、寺島さんへのお土産を持ってきますよ。

島田　そういう寺島さんが、ミュージックバードという、ＦＭ東京系列の衛星放送局で「ジャズ喫茶『ＭＵＳＩＣ ＢＩＲＤ』」という番組の進行役をしていました。この番組は残念ながらもう終わってしまった、というか、衛星放送自体がなくなってしまったんですが、私もゲストで何度か呼んでいただきました。そのときの寺島さんを見ていると、２時間の番組の最中絶えず身体を動かしていました。

それを見たとき、70歳を機に、「やはり身体を動かさなきゃいけないな」と改めて思いました。そこで、いちおう一日７５００歩という目標を立てて歩くこととスクワットみたいなことも始めてました。それらを始めた頃、ちょうど和田さんの著書『70歳が老化の分かれ道』という本が発売になりましたが、タイトルを見てやはり70歳以降、80代や90代という将来にわたり、どうやって今の元気を保つかということを考えるようになりました。

これまでの死生観を捨てる

島田　私が思いますところ、『70歳が老化の分かれ道』という本を出版したことが、和田さんにとっても一つの大きな転機になったのではないかと思うのです。その前の２０２０年に、私は『捨てられる宗教』（ＳＢ新書）という本を出版しました。その本の中で、死生観というものは変化するということを書きました。

和田　死生観というのは、年を取るにつれて変わっていくということではないんですか？

島田　年を取って変わるというよりは時代によって変わっていくということです。昔は、現代と較べれば平均寿命が非常に短かったわけです。戦後すぐの段階では平均寿命はまだ50歳近辺です。それがどんどん伸びていきました。

平均寿命が短い時代というのは、誰もがいつ死ぬかわからないわけです。私の祖父は父方も母方も72歳で亡くなっていますから、だいたいその年齢まで生きれば十分という、そういう時代でした。60歳を超えたあたりから、誰もがいつまで生きられるかわからないという感覚で生きていたのです。私はそれを「死生観A」と呼んでいます。それが、長寿の社会になることによって「死生観B」に変わりました。

「死生観B」は、ある程度私たちが長く生きられることが前提になります。80歳や90歳まで生きることは決して夢ではなくなった。もちろんその前に亡くなる人はいるわけですが、かなりの確率で長生きが可能になりました。私たちのこれからの問題は、いつまで生きられるかわからないから死ぬまで生きればいい、という死生観Aにもとづく考え方ができなくなったということです。長く生きるわけですから、将来のことを考えなければいけなくなった。そうなると、やはり人生というものは折々の段階を経て、最後の死に至るまで計画的に生きるという死生観に変わってきたのではないかということを『捨てられる宗教』の中で書きました。

その本が出た後、和田さんの『70歳が老化の分かれ道』が出版され、その後『80歳の壁』、それから『60歳からはやりたい放題』という本が次々と発売され、人生の区切りというものが和田さんの手によって非常に明確になってきたのではないかと思いました。

60代で従来の健康暮らしの常識を捨てる

和田　人生を年齢で区切るということもありますが、島田先生の話の中で、僕は正解だなと思うことが2つありました。1つは長生きしている人や、長寿であり元気な人をロールモデルにされている点です。日本人は比較的大勢の人たちが医者の言うことを素直に聞いていますが、医者は決して長生きするような職業ではありません。どちらかというと、教わった通りのことをルーティーンで行い、思いの外激務だということもあるのでしょう。私が知る限り医者は長生きしてないと思います。年をとっても元気な医者って、聖路加国際病院名誉院長をされていた日野原重明先生のように肉を積極的に食べる方とか、メタボリックシンドロームの提言者として知られている松澤佑次氏がいますが、彼は極めて美食家らしく、世の中にはメタボのリスクを声高に語っていますが、自分自身は絶対に痩せようとしていません。

心臓を中心に診る医者はたいてい「痩せろ」とか「コレステロール値を下げろ」と言います。澤芳樹先生という心臓血管外科の名医として有名なお医者さんがいますが、この方もかなり太めの方です。ですから、本当は太めの人の方が長生きで元気だということを、澤先生も松澤先生もご存じだと思います。痩せている人間は早く死ぬと知っているのですが、医者も仕事ですから、お金儲けもしなければなりません。そこで、「太っていると死にますよ」と言って薬を出し、痩せるための生活指導を行うわけです。

ところが、それを近くにいる人が信じてしまうケースもあります。松澤先生の後任として阪大医学部の教授に着任された方は、ガリガリに痩せていました。そして、メタボがいかに危険かということを、内科学会の講演会の中で喋っておられた。もう医学界の検査数値教カルトですから、適正な検査数値が絶対大切なことだと完璧に信じ切っているわけです。彼らを見ていて思ったことは、やはり元気に仕事をしている人や長生きしている人を見本にすべきであって、医者の言うことや適正な数値を目指してもそんなに長生きとか元気な人生は得られないということです。

まさに『70歳が老化の分かれ道』で少し書き、『80歳の壁』でも書いたことですが、60代の頃は普段から歩いていないからといって歩けなくなることはまずありません。3年間のコロナ自粛という期間がありましたが、あれは日本に住む我々にとってみたら壮大な実験であったと思います。あの3年間に、ろくに歩かなくなった人がたくさんいました。特に年齢を重ねた方が、コロナの時期に歩くことを止《や》めていたのです。たしかに60代の方々は多少歩かなくてもわりと平気ですから、歩かないことに対する抵抗感がありませんし、実際にそれほど身体に影響は出てきません。ところが、70代の人たちはあの3年の間、外に出て歩いていなかったため、フレイルという状態になりました。

フレイルというのは、要介護状態と健常の間の状態で、年齢とともに足腰が弱り、歩くのがかなり億劫《おっくう》になります。そうして、健常だった人が次第にフレイルと呼ばれる虚弱状態になります。フレイルになりかけている、最近足腰が弱ってきていると思ったときに、運動をすると元に戻れるのがフレイルの状態です。

さらに80代の人たちが3年間歩くことを自粛していると、要介護状態にかなり近くなります。つまり60代、70代、80代の各年代ごとに歩かなかったときの衰え方がやはり違うのです。そこで大事なことは、人間は不思議なことに、日常的に足腰を使っていれば80代になっても足腰はあまり衰えないということです。

頭も同様です。普段から頭を使っている人は80代になっても結構しっかりしています。頭は使っていないときの衰え方が年を取れば取るほど激しくなります。若い頃は使っていなかったからといって一気に衰えるということはありません。例えば引きこもりの子が歩けなくなったといった話を聞いたことがないと思いますが、若いうちは頭を使っていなくても馬鹿にはなりません。しかし、年を取れば取るほど頭の調子は一気に衰えてしまいます。頭も足腰も使い続けている人は80代になっても基本的に問題ありません。身体全体もしっかりしています。ですから、島田先生が70歳で歩くことの重要さに気づかれて、毎日歩く習慣を持つということは身体にとって極めて良いことだと思います。

島田　寺島さんの場合は、ご自宅に立派なオーディオ装置があって、彼はオーディオ用のケーブルに非常に強い関心を持っています。そのケーブルを差し替えることによって音が変わるというので、床やスピーカーの前にもケーブルがあたり一面散乱しているわけです。彼はそれを抜き差しするんです。とても86歳とは思えない動きをしていて、このケーブルの交換作業こそが彼の一番の健康の秘密かなと思いました。

和田　とりあえず動き続けることが大事です。だから私は免許の返納にも身体を張って反対し続けています。例えば農業や漁業の仕事などは普通は定年がありませんから、仕事を続けていることで、そのまま健康を保つことができます。また別の例を挙げると、銀座にあるお鮨屋さん、「すきやばし次郎」の（小野）二郎さんも身体を動かしていて元気です。グルメ評論家の山本益博さんとも仲良くしていただいているので、彼に頼み込んで「二郎さんもいついなくなるかわからないから。それまでの間にお鮨を食べさせて欲しい」と言って最近伺わせていただきました。二郎さんは、２０２４年に99歳なんです。それでもやはりお鮨をものすごい勢いで握っています。その代わり、カウンターに座り、お鮨に6万円払って30分で食べ終わるんですが……。そういうように身体を使い続けていると、人間の身体は長く使えるんです。

島田　機械と一緒なんですね。

和田　そうなんです。身体を使わないと錆びついてしまう。使わないとどんどん衰えてしまいます。そこが大事なところです。島田先生が70歳でお仕事も元気になさっているっていうことも含め、人間の身体って実は使い続けたら使えるのです。多くの方々は今ではそのことをうすうすわかっているような気もします。

ところが、そこでもう一つ問題が起こります。50代くらいから身体を動かす意欲が次第に落ち始めます。50代の頃から、物事に対する意欲が落ちるのに任せてしまうと、そのまま階段を転げ落ちるというか、60代になって定年退職後に一気に身体が衰えてしまいます。

会社を辞めるまでは意欲が多少落ちていても無理やり通勤電車に乗って会社に通いますから、それなりに運動もするし頭も使いますが、会社を辞めた時点で意欲がない人はトントンと身体の健康が損なわれていきます。逆に意欲がある人は起業するなどいろいろ行動します。もちろん、そのような人たちは運動したりもするわけです。

従来の老人観を捨てる

島田　読者としては、和田健康法というものの正体がいかなるものかということをもっと知りたいと思います。『70歳が老化の分かれ道』というのは詩想社新書で、金田一美さんの出版社ですね。私もそこから3冊ほど本を出していますが、たくさん本を出されている和田さんのその本が売れたということは、やはり読者にとって非常に関心の高いテーマだったのでしょう。

和田　70歳が老化の分かれ道になるかどうか、それは出版元の金田一さんの度胸というか賭けだったとは思います。2つの意味で賭けだったと思います。それまでは年齢をはっきり書くと本は売れないと言われていました。つまり、70歳とタイトルに謳《うた》うことで、読者を限定することになります。それに加えて、まさに年寄りが読む本だと思われたら売れないと思われていました。

ちなみに、月刊誌の『文藝春秋』は読者の平均年齢がおそらく70歳を超えていると思われていますが、それでは広告が入らないということも含め、対外的には読者層を50代と言っているようです。一事が万事、年寄りは本を買って読まないし、物も買わないとみんな信じているということもあり、本のタイトルに年齢なんて入れるなと言われていたにもかかわらず、出版社の金田一さんが70歳と堂々と打ち出したわけです。本の構成を考える打ち合わせのときに、「人間の身体は70歳ぐらいで変わるよ」ということを私が言っていたら、「じゃあ、それでいきましょう」となりました。もう一つは、本が売れ始めたら、新聞広告を何度も出してくれました。若い人向けの本の場合には新聞広告を打ってもそれほど効果がありません。ところが、お年寄り向けの本は、新聞広告のレスポンスがとてもいいんですね。

島田　高齢者の多くはまだ新聞を読んでいますから。先ほど話題にしたジャズ評論家の寺島さんも毎朝3紙を読んでいると言っていました。

和田　近頃、新聞広告は金のムダだと出版社の人たちが思い始めたそのときに、実は高齢者向けの本は新聞広告を打つと売れると証明されたわけです。『80歳の壁』もまったく同じようにして売れました。

ですから、宗教がテーマの本や、タイトルからして難しそうな本が僕の本と同じような方法で売れるかどうかはわかりませんが、お年寄り向けだとはっきりしている本や商品であれば、しっかり新聞で宣伝してくれれば売れると思います。

島田　それまでは、和田さんの本でもタイトルに年齢を記したということはないですよね。

和田　それまでは書いてないです。おっしゃる通り『70歳が老化の分かれ道』で高齢者にしっかり訴求する方向という道があったと思いました。以前から私は本のタイトルに年齢を書いた方がいいと言い続けていましたが、そうすると売れなくなると言われ続けていました。しかし、今は逆になっています。むしろ、年齢を書く方が当たり前。

島田　和田さんの本は、ほとんど「１００歳」とか「90歳」とか「50歳」などいろいろ年齢が出ています。でも、中心となる本はやはり『70歳が老化の分かれ道』、『80歳の壁』、『60歳からはやりたい放題』の3冊ではないでしょうか。

それを実際の人生にあてはめてみれば、60代からは、自分のやりたいように思いっきり生きる。それは、そのときにも大切でしょうが、まだ高齢者になっていない段階で、精いっぱいの人生を送るということが、老後にも役立ってくる。そういうことかと思います。

ただ、人間は生き物で、老化するということがあるわけですが、70歳がその節目になる。70代において、いかに健康で充実した生活を送れるかどうか、その土台を築いていかないと、老いに負けてしまい、心身ともに老化してしまう。70代を無自覚に過ごしていけば、その反動は、80代以降に必ず出てくるということで、そこに80歳の壁が待ち受けている。そういう後半生における生き方の目安になるものが、60代、70代、そして80代と設定されたことで、私たちは、それをどう乗り越えていけばよいのかを考えられるようになった。まさに、和田さんの3冊は、死生観Bの時代の教科書としての役割を果たすようになったんではないでしょうか。改めて、この3つの年代を我々はどう考えたらいいんでしょうか。

和田　結局、死生観とは言いませんが、老人観というのが多分変わってきていると思っています。60代って先ほど申し上げたみたいに実は体力的にもまだ若いし、脳もちゃんと使える。働く気になれば完全に働ける人たちですが、もうすでに意欲がある人とない人と分かれてしまっています。でも、現実は昔とまったく異なっています。以前はそれこそ55歳が定年の時代も長く続きました。そして、60歳過ぎたら隠居というか、そういう価値観の中での老後でした。60歳過ぎたらおじいさんだという価値観が長く続いていたということです。

島田　もうそんなに長くないので、というような感じですね。

80代は「まだ大丈夫」という考えを捨てる

和田　そうなると、過去においては60代の人たちにこれからの人生で楽しむことはできませんよと言っていたのに、現代では60歳からやりたい放題ですよね。

その時代に『70歳が老化の分かれ道』というのは、ここであなたがヨボヨボになるか、ずっと歩くことができるかが決まりますよという話です。そして『80歳の壁』というのは、運良くそこを乗り越えられて、80歳でも元気でいる人のための方法です。ただし残念ながら、例えば86歳の元気な人でも、軽い脳梗塞になるとか、転んで骨折するなどがあるとガクッと体力が落ちてしまいます。

島田　そうですね。私の父などはまさにそうでした。

和田　いわゆる年を重ねて迎える80歳の壁というのは、やはり80代になると何らかの形で老いを受け入れる必要があるということです。つまり、僕がよく言っているのは、70代は老いと戦いましょう。80代になったら、それでも衰えてくることが何らかの形で出てくるから、そろそろ受け入れる準備をしておかないと、結構ショックが大きかったり、老いが受け入れられないと、かえって老害の人になったり、いろいろな問題が起こります。真面目な人は鬱になるし、傲慢な人は老害になるといったようなことも含めて、80代になったら老いはやはり受け入れざるを得ないということなのです。

島田　その場合の老いというのは、健康面もありますけれど、それは人間性ですか？　人間性の老いみたいなものというのが、一人ひとりの生き方に非常に大きい影響を与えると思いますね。

和田　ある時期まではできて当たり前のことが、老いてくるとできなくなるということがいっぱいあります。免許返納一つ取ってみても、返納する人もいれば一方で絶対に受け入れたくないという人もいるわけです。ところが実際の運転で気がつくことがあります。少し動体視力が落ちていてヒヤリとするような経験をするとか、いろいろな形で無理はできないと思うことがあるんじゃないかと思います。とはいえ、さきほどの日本人の「死生観A」と「死生観B」ではありませんが、私たち全体が若返ってきたので、70歳くらいだったらわりとまだまだ何でもできる感があると思っています。

しかし、それでも次第にいろいろなことができなくなります。例えばちょっと足が衰えてきたときに、転ばぬ先の杖ではないけれど、杖をつけば転ばないで済むんだから、杖を持ったらどうか……、というのに、「いや、これは嫌だ」とか拒否するわけです。でも、80を超えたら、杖を素直に受け入れることも大切です。

島田　そういうことですね。

和田　私の場合には、心不全に対応するため利尿剤を飲んでいます。利尿剤を飲むと30分から1時間に1回、おしっこに行きたくなるようになりましたので、運転するときはおむつではないけど、おむつのようなパッドを下着に貼り付けています。そこで老いを受け入れられない人は絶対におむつは嫌だとおっしゃる。

例えば私の知り合いの作曲家の先生は、やはり指揮をするときにしっかりおむつをはかれるそうです。本来ならおむつを受け入れさえすれば、もっと現役でいられるのに、おむつを受け入れられないから現役から去らざるを得ないということもあるわけです。それから抵抗が大きいのは補聴器です。しかし、補聴器もしないで難聴になってしまったら、それこそ認知症のリスクファクターの最大のものになります。

島田　音が聞こえないということが認知症に通じてしまうと……。

和田　そうです。会話の場に入ってこられないからです。

島田　コミュニケーションを取れない。

和田　ですから補聴器をすればいいのにしないということで認知症のリスクを高めてしまうわけです。素直に老いを受け入れればいいのにと思う場面は結構ありますね。

「窒息してもいいから餅が食べたい」

島田　その例に当てはまると思うのですが、私の知り合いの政治学者の御厨貴《みくりやたかし》さんは、73歳で私より2つ歳上です。御厨さんは上皇が譲位するときの有識者会議のリーダー的な存在で、ほとんど一人で会議を仕切っておられたようです。家の前にはポリスボックスが設けられ、絶えず警護されているような状況を経験したがゆえに、紫綬褒章をいただいているわけですけれど、その後に膀胱がんになってしまいました。

結局、膀胱がんになったときに、潔く膀胱を取るという選択をされて、お医者さんも驚くほど素早くその選択をされたらしいんですが、そうなると、1時間に1回はトイレに行かなければならないという不便な生活になってくる。さらに少し足腰が弱ってきたので、その時点ですぐ杖をつくようになり、現在は杖をむしろ愛好されています。昔の政治家の長老みたいなイメージで杖を使っているんですね。御厨さんを見ていると、老いを受け入れるという決断力みたいなものが、備わった方なんだと思います。

和田　おっしゃる通りです。菅原文太さんも膀胱がんでしたね。彼の最後の主治医が鎌田實さんだったようです。

島田　そうですか。鎌田さんは、私の高校の先輩のようですが、菅原さんはその晩年にラジオのパーソナリティーをされていて、私の本を読んだ菅原さんに2度ほど、その番組に呼んでいただき、話をした経験があります。菅原さんが自分の本の読者なのかと思うと、とてもうれしい気はしたのですが、ラジオだと、パーソナリティーとゲストは真正面から向かい合う形になります。あの菅原文太が目の前にいるというのは、なかなか興味深い体験でした。話をしてみて、いろいろと物事を深く考えている方だと感心した部分もありました。

和田　菅原さんは膀胱がんが見つかったときに、膀胱を取って尿の採尿袋（ストーマ袋）をぶら下げて歩くのは嫌だと言ってそれを拒絶された。「何だったら受け入れるの？」と鎌田さんと話し合いながら、放射線治療を受ける話になったそうです。結局、どこまでは受け入れるのかという話です。医療には本来、「これは受け入れるけど、これは受け入れない」ということがあっていいと思うんです。

医者はガンが見つかったら切るのが当たり前とか、高血圧が見つかったら薬を飲むのが当たり前、塩分を控えようとか言います。例えば、残りの人生で味気ないものをずっと食べている辛さを考えたら受け入れられないけれど、薬だったら飲むとか、そういう選択は患者さんが残りの人生を考える上で僕は結構大事だと思っています。

私の母が94歳なのですが、今年の初めぐらいから胃炎になってしまってまったく食べ物を受け付けなくなりましたが入院して良くなったんです。入院中2ヵ月ほど歩いていなかったらすっかり歩けなくなってしまいました。結果から言うと、それまではサービス付き高齢者住宅に住んでいましたが、介護付き有料老人ホームに移されました。そこはちゃんとしたところですけど、病院からの引き継ぎで、お粥と刻み食だけなんです。それがすごく嫌いで困りました。高齢者の食事では誤嚥《ごえん》というのが結構ありますから、刻みとかお粥にしないで誤嚥をして肺炎になることもあります。最悪、窒息したら死んでしまうわけですから、その話を母にしたところ、「そんなのかまへん。こんなもんずっと食ってられへん」と言っていました。

そういうことですので、僕もそのホームに、「うちの家族は、私自身も含めて、誤嚥したところでホームを訴えたりしないから、ちゃんとしたものを食べさせてください」と言って対応してもらおうとしました。つまり、仮に「窒息してもいいから餅が食べたい」とか、「多少寿命が縮んでもいいからタバコが吸いたい」といった選択をしてもいいんじゃないかと思います。

健康本や健康法を捨てる

島田　そういうのが、年をとったらやりたい放題というところに通じるんですね。現代の人たちは非常に健康を気にしているわけですが、お医者さんの言っていることを素人の我々が判断するということは非常に難しいですね。

和田　そうです。だから普通に判断していいと思います。つまり、医者の言うことを聞いた方が長生きできるのか、聞かないで好き放題やっている方が長生きできるのかは、誰もわからないというのが私の立場です。医者はわかると思っていますが……。しかし、少なくとも、前記のように大規模な比較調査はやっていませんから本当のことはわからないのです。

しかも、長寿や健康など身体については個人差もあります。タバコをスパスパ吸っていても100歳まで過ごせる人がいるように、個人差がありますが、自分が個人差がある中でどちらに入っているかもわかりません。何にもわからないのですが、死生観Ａ・Ｂの中で僕が感じたのは、ある種、世の中全体が死生観Ｂになったのかな、長生きできるようになると人間は医療やいろいろなものの力で、死なないで済むみたいな錯覚がある気がするんです。

島田　それは錯覚ですか。

和田　だって、絶対死ぬじゃないですか。

島田　そうですね。それだけは真理ですね。

和田　ですから死を少々遅らせることはできるかもしれないけど、少し遅らせるというのは、私に言わせたら延命治療です。例えば、死ぬのを3年遅らせることはできるかもしれないけど、そのためにいろいろなことを我慢しなければいけないという話になったときに、今の幸せを取るのか、3年の長生きを取るのか……。結構哲学的な問題じゃないでしょうか。

島田　そうですね。何のために人は生きているのかという根本的な問題にぶちあたるというところですね。

時代は死生観Bに変わったわけですが、だからといって人間がいつ死ぬかわからないということは不変の事実です。私も、和田さんもそうであるわけで、今は生きていても、対談が終わって別れた後に、事故にあって死ぬかもしれませんし、明日急病で亡くなるかもしれません。その点で、今というときを大切にしなければならないということがあるわけで、健康ということを過度に心配して、いろいろなことを節制していると、人生が味気ないものになり、なんのために生きているのかがわからなくなってきます。

和田さんの本では、そうした今の高齢者が陥りやすい罠が指摘されているわけで、健康法の本を読みあさって、いろいろな健康法を実践し、サプリも飲んで、なんとか老いにあらがおうとすることだけが人生ではないと指摘されていることで、ずいぶんと気分が軽くなる人もいるところが重要なのだと思います。

私も、大病したとき、回復してきた段階で、担当のお医者さんから、もし感染症にかかっていたら、命にかかわったかもしれないと言われました。その後、病後に感染症で苦しんでいる人のことを知るにつれ、たしかにその可能性があったんだと実感するようにもなりました。

その段階で、命を落としていたら、その後の人生はないわけで、そう考えると、今というときは、とても大切なものなのだと思えてきます。

第2章

諸悪の根源・ストレスをどう手放すか

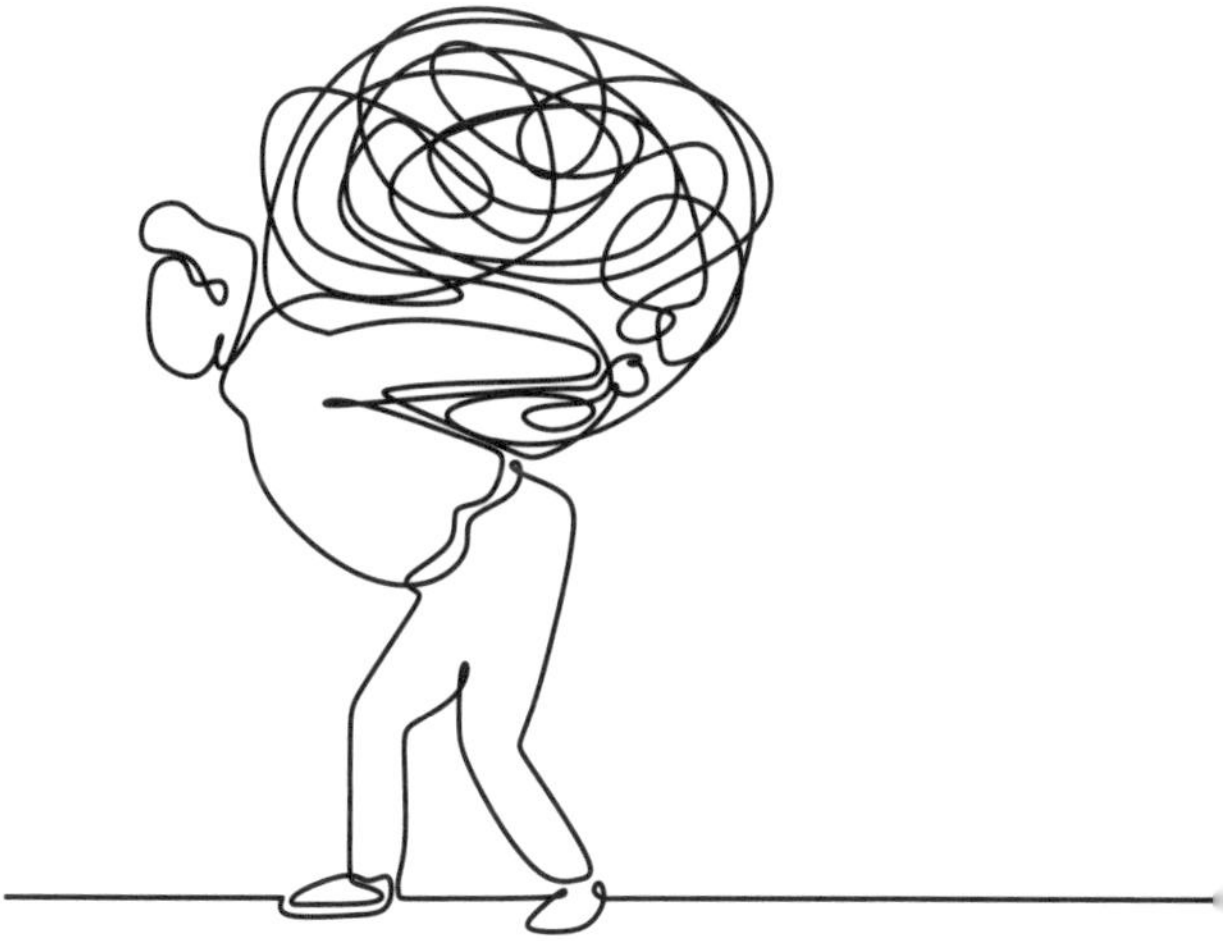

抑圧や嫌いなことはさっさと捨てる

和田　ジャズ評論家の寺島さんが幸せなのは、自分を健康的にしているものが、運良く自分の好きなジャズなわけです。

島田　そうですね。

和田　つまり、嫌なことをして長生きするのと、好きなことをして長生きするのはまったく違います。歩くことが好きな人にとってみれば、それが長生きにつながるから幸せですが、中には歩くことが嫌いな人もいるわけです。

僕の知り合いの有名な音楽家の方は歩くことが大嫌いで、いつも運転手をつけて移動をしていました。結局80歳になったときにほとんど歩けなくなりました。杖を使って歩いていますが、いつも大変そうです。杖をついて数十歩歩けるくらいです。

島田　結局、そういう生活を選んだということですね。最近私も同じような話を聞きました。作家の京極夏彦さんが歌舞伎を書いたのでその作品の発表記者会見をされていました。会見中、「私は30年間エアコン完備の家にずっと住んでいました。ほとんど外に出たことがないので、日本の四季を感じたことがない」ということを言っていて、「本当ですか?」と思いましたが、そういう生活を選択している人もいるんですね。

和田　前出の音楽家の方も歩けなくなって後悔しているのかどうかはわかりませんが、私は彼に、「歩いていないと、どんどん年を取りますよ」とかなり言っていました。ちょうど70歳になった頃。「70代からはどんどん歩いた方がいいです」とさんざん言いましたが、「いや、歩かなくていいんだ」とおっしゃっていました。それはそれで彼の人生の選択です。

私の数少ない中学時代からの親友に、イスラム法学者の中田考がいます。

島田　よく知っています。

和田　彼はイスラム法学者ですから、死ぬか生きるかは神が決めることと言って、医者にかかりません。

島田　中田さんの場合は、奥さんを早く亡くされているので、それで生きがいというか、生きている甲斐をあまり感じていないようで、早く死にたいとは言っていますね。

和田　そこが少し厭世的ですけど、ただその前からわりと医療を信じないみたいなことを言っていました。イスラム教の世界は要するにすべて神が決めることで、人間が決められると思うのは間違いだというようなことを以前から言っていました。

島田　コロナが流行ったときに、みんな何とかコロナの猛威を抑えなければならないということで世界中が右往左往したわけです。しかし、イスラム的な考え方からすると、あらゆるものは神が創造したものです。イスラムの信仰の中心に、仏教用語を使った「定命《じょうみょう》」という言葉があります。仏教用語としては、前世の因縁によって定まっている寿命ということなんですが、イスラム教では、あらゆることは神が決めたことであり、それにはすべて意味があるとされます。だけど神というものは結局、直接我々に対してその意味を説明してはくれません。我々は自分たちで考えなければいけないということになるのですが、この考え方がイスラムの信仰の根幹にあります。

その考えに基づくと、コロナウイルスというものを考えたとき、それはただ人間に対する害ではなく、ウイルスも神によって創造されたもので、ウイルスを簡単に排除するだけで済むのかと考えなければなりません。コロナが流行ったときにそう思いました。このウイルスの意味を本当は究明していかなければならないんですけれど、ウイルスとはそもそも何かということ自体があまり解明されなかった。

和田　おっしゃるとおりです。

島田　とにかくコロナは恐ろしいということで、対策ばかりが先行した。もちろん、新しい感染症になるわけで、その対策が必要なのは当然のことですが、ただ排除する、感染しないようにする。その方向に一辺倒にいってしまったような気がします。

和田　コロナが流行ったときに、最初の半年から1年は恐怖感で、どこの国もまず排除を目指していました。スウェーデンだけが例外的に集団免疫を得ると言って自粛生活をさせませんでした。私は後日聞いた話ですが、スウェーデンは高齢者が多く、自粛生活していると歩けなくなるということもあって、あえて自粛をしなかったのだという話でした。

そのような話でしたが、実はスウェーデンの高齢化率は22％で日本は29％です。日本のほうが高齢化率は高いのです。それなのに、あのような長い自粛をやっていていいのかという話なのです。少なくともいろいろな国で外にも出るな、人と話すなと自粛生活が強いられました。たくさんの人々の営業の自由や移動の自由、会話の自由まで奪われたときに、人間は何のために生きているんだということを自問自答したのではないかと思います。1年経ってもまだまだワクチンもできず、ウイルス対策も手探り状態でした。そこでマスクを外そうとか、もう好きに移動していいんだという人たちの声が上がりました。そしてどの国でも、いわゆる自粛派と反自粛派で対立が起こったわけです。

反自粛派の人たちには、ある種の宗教観があるのかもしれません。ですから、ウイルスの発生は神が決めたことだといった考え方を持っているのかもしれません。それに加えて、ヨーロッパの国々は命がけで敵対する相手と戦って自由を勝ち取った歴史もありますから、その中から生まれた基本的な人権であるところの移動の自由や会話の自由などを奪うなという人たちと、とにかく怖いウイルスを排除しようと主張していた人たちがどの国でも喧嘩をしていたわけです。

しかし、日本人だけはものすごく素直に、しかも国がロックダウンしているわけでもないにもかかわらず、自粛が好きで勝手に自粛しました。それだけではなく、自粛を破ってお相撲さんが外食をしたとか、芸能人が外でお酒を飲んでいたと言っては、その人がコロナにでもなろうものならこてんぱんに叩いたわけです。僕は、あるお相撲さんが外で会食をしていたのが周囲に知られ、その結果休場させられて幕下まで落ちたという話を聞いたとき、自粛破りをしただけでそんなに悪いことをしたわけではないのにと思いました。

島田　そうですね。

和田　同時に、そのときに思ったのは、日本人って昔は特攻隊に行くような国だったのに、今は命のためだったら基本的人権を捨ててもいい国になったのだと思いました。まさに死生観AからBの変わり方が極端ではないかとも思ったのです。

コロナで露見した現在の宗教の力

島田　それはどこに原因があるんでしょうか。

和田　やはり国民皆保険なるものがあり、医者にかかりたいときにかかれるから、なんとなく人間は死なないという幻想を持ったのではないかと思います。

島田　国民皆保険は、世界的に考えたときにどの程度普及しているものなのでしょう。

和田　イギリスもフランスもいちおう国民皆保険です。そして日本と違って医療費がタダなんです。それらの国々の場合、医者に診てもらうためには、医療機関に予約を取ってからになります。医者にかかれるまでに２ヵ月や３ヵ月かかりますが、その間に死んでしまった人は運が悪かったとしか言えません。

タレントの若林正人さんが東京銀行時代、ドイツで勤務していたときに子どもが38度か39度の熱を出して医者に連れて行ったそうですが、医者から「これは風邪だから家で寝かせてください」と言われ家に帰ったのですが、それでも熱が下がらず40度くらいになり、これはまずいと再び医者に診せたところ、「風邪なのは間違いないから寝かせておきなさい」と。若林さんは心配して「死んだらどうするんですか」と医師に言ったら、医者が「神の思し召しだ」と応えたそうです。

島田　イスラムと一緒ですね。

和田　欧米はそういう死生観が、特にヨーロッパはありそうな気がします。

島田　コロナが流行った初期にイタリアで起こったことは、ローマ教皇が言ったせいもありますが、要するにカトリックには終油の秘跡というものがあるわけです。カトリックの信者が亡くなるとき、信者のもとに神父が行き最後の儀式をします。それによって天国に行くことができる。この儀式を積極的にやるようにとローマ教皇が言ったがゆえに、聖職者の人たちが何十人かコロナに感染して亡くなったというんです。
　これは、流行の当初の段階のことで、イタリア北部でかなり流行したことも関係していると思うのですが、その後どうなったのかを調べてもよくわからないのです。その後も、終油の秘跡を続け、さらに多くの聖職者が亡くなったのか。それとも方針を転換したのか。ただ、そのニュースを聞いて、はたしてどちらが重要なのかは考えました。死後に天国に行くということを信じているのなら、終油の秘跡を受けられないことは決定的なダメージになります。信者がそれを待望しているのなら、聖職者はたとえ自分の命が犠牲になっても、それをやりとげなければならない。その覚悟がなければ、とても神に仕えることなどできないわけです。
和田　それはある意味正しいと思います。日本の場合、コロナで苦しんでいる人の前に宗教家が行くかどうかはわかりませんが、僕はいちおう医者をやっていて思ったことがあります。日本では、特に高齢者の場合、肺炎か何かで入院したらそのまま亡くなるかもしれません。しかし、コロナの最中はお見舞い禁止でした。周囲の人は死に目にも会えませんでした。普通であれば、死に目にも会えないのはいい加減止めてほしいといった宗教的な感覚があれば良かったと思うんです。しかし、我々はお見舞い禁止を当たり前のように受け入れていた。
島田　日本の宗教界でも、かなり矛盾したことが起こりました。コロナ退散ということで、全国の寺院や神社では、そのための祈禱が行われ、それは今でも続いているのかもしれないんですが、一方で、祭りがそれによって中止になる事態も生まれました。

その代表が京都の祇園祭ですね。祭りがまったく行われなかったわけではなく、観光の目玉になっている山鉾巡行が中止されたわけですが、祇園祭は本来、疫病を退散させるための儀式である御霊会《ごりょうえ》から始まっています。平安時代に起源がありますが、当時の朝廷、公家の世界ではいろいろと政治的な抗争があり、その犠牲者が少なくなかった。そうしたとき、冤罪などで殺された人間が死後に祟るようなことが起きた。実際に祟ったかどうか、それを科学的な立場から判断するのは難しいですが、当時の人たちはそれを信じた。菅原道真公の霊が死後に祟って、それで北野天満宮が創建されたのは有名な話ですが、京都にはそうした祟りを鎮めるための神社が少なくないですね。

ところが、実際に疫病が流行すると、それをおさめるために行われるようになった祇園祭が、十分な形では行われなかった。となると、祇園祭はいったい何のためにあるのかということにもなるのですが、もし行っていたら、世間の風当たりは相当に強いものだったかもしれません。それでも、釈然としない思いは残りました。

あるいは、神社に参拝したときに、手水舎で手を浄めることが必要だと、神社界では説かれてきました。とくに最近は、「二礼二拍手一拝」の作法が薦められていて、それにしたがう人も多くなってきたんですが、コロナのときには、どこの神社でも感染防止ということで手水舎が封鎖され、水が出ないようになっていました。

となると、実は手水舎で浄めることは必要ないということにもなってしまうんですが、それについて議論が起こるようなことはなかったですね。

和田　日本人はそこまで宗教を信じていないということでしょうね。

島田　そうですね。ですから普段から宗教の発言権が非常に弱い。

和田　みんなが宗教を信じていたら、コロナのときこそ疫病退散の祭りを行わなければなりません。

島田　そうはなりませんでした。やはり日本人の宗教というのは、非常に小さな島国の中で作られた温室育ちの宗教ですから、何かハードな局面になったときにあまり力を発揮できない。あるいは、それは社会が豊かになり、安定した生活を送れるようになった今のことで、昔は、日本人であっても、宗教をもっと心から信じて、その力に期待していました。

和田　宗教は力を発揮しませんね。宗教で僕が知っている限り、コロナ自粛を止めろと言ったのは、幸福の科学ぐらいです。

島田　最初はそうでしたけど、途中で教団のなかでコロナ感染者が出て、自粛の方向に転じてしまいました。やはりその点で宗教の力は弱い。韓国の宗教団体が、集会を開いて、コロナの感染を広げたということでかなり叩かれたということもあり、感染者を出さないようむしろ細心の注意をはらってきたところがあります。そのため、大勢で集まらないといった方向だけに向かっていって、神の力や仏の力に頼るということを強く打ち出した教団は結局のところなかった。

和田　不思議なことですね。天理教なら宗教の力を喧伝しそうですが。

言いたいことが言えない日大を辞めた

島田　そうですね。天理教の場合、最初、安産を実現してくれる宗教として信者を集めていったんですが、その際には、当時の出産にまつわるタブーは不要であるということを、教祖が説きました。天理教が生まれたのは幕末で、それが伸びていくようになるのは明治の前半です。当時は医療環境が整っていなかったということもあり、病気は神の力で治すということを説いていました。医者も薬もいらないというわけです。そうした姿勢が、天理教に対する迫害を呼ぶ原因にもなったんですが、戦後になると、天理教も超近代的な病院を作った。その時点で、信仰よりも医療の力が有効だということになったと思います。

しかし、コロナ禍で改めて感じたことでもありますが、私は人間の健康に対する一つの問題として、ストレスの存在が大きいと思います。それは、自分が大病をしたときの体験があるからですが、コロナにかかった友人の場合もそのように感じました。

その友人は、コロナに感染することで、重篤な状態になり、50日間にわたって入院を強《し》いられました。しかも、感染者が多くて、「命の選択」ということが言われていた時期で、治療が後回しにされる危険性があったんですね。ところが、その友人の奥様の妹さんが医者で、この人を生かしてくださいと懇願したことが、生き続けられることに結びついたようなのです。

では、なぜそんなに重篤な状態になったかと言えば、相当なストレスがかかっていたらしいんですね。大学で、学科の主任としてさまざまなことをしなければならず、しかも、教授の人事という相当に難しいことをこなしていた。小さな学問分野でのことですから、人事には知り合いが多くかかわってくる。それであちこちに気を遣わなければならない。そうした仕事をようやくやり終えたときに、コロナに感染したんですね。

これなど、ストレスが病気の原因になった一例ではないかと思います。そう考えると、いかにストレスに対して抵抗力や強さを持つかということが重要だと思います。和田さんにお伺いしたいのは、日大で一時期理事をされていましたね。あれは相当のストレスだったのではないでしょうか。それとも、和田さんはあまりストレスを感じなかったのかどうかという点が気になります。ストレスで寿命を縮めるようなことはなかったのでしょうか。

和田　ストレスはありました。もっともストレスを感じたところは、結局言いたいことがいっぱいあるわけですが言えなかったことですね。

島田　そもそも日大の理事をなさった経緯はどのようなものだったのですか？

和田　林真理子さんに誘われて、いきなり常務理事にさせられました。私は37歳で常勤の医者を辞めてから、組織というものに所属をしたことがありません。

島田　そうですか。ほぼ30年の間、組織人としてのキャリアが空白になっていたわけですね。

和田　30年という長い期間組織に属していない状態でいきなり重役扱いをされてしまったわけです。林先生は本来破産管財人のような形で理事長になると僕は思っていたわけです。ところが破産管財人ではなく、やっぱり組織の論理に従わざるを得ない。しかも日大という巨大組織で。

島田　破産管財人というイメージの着任ということは、もう日大はそのままではダメだったということですか？

和田　そうです。そもそも日大は、前の理事長の田中英壽時代に相当酷いこともやっていました。まともな人事もされていませんでしたし、いろいろな意味で日大の中の膿を出し切らないといけないという話でした。そこで、私も、「日大で仕事をするのも面白いかな……」と思って常務理事を受けたわけです。

島田　常務理事の立ち位置とはどういうものなのでしょう。

和田　少々ややこしいのですが、日大には田中氏が理事長の時には同時に総長がいました。総長とは理事長と学長を兼ねるような立場です。早稲田の場合には総長、慶應の場合には塾長なども呼ばれています。

日大は、いわゆる総長が独裁するよりも、経営と教学を分けようということになり、その際に田中氏が校友会という日大の同窓会組織をバックにして理事長に着任したわけです。ところが、実際に田中氏が理事長になると、彼は経営側であるはずなのに、教学にもどんどん口出しをしてきました。一例を挙げると、危機管理学部を作ったのも田中氏です。その学部に警察のOBや役人の天下りをたくさん採用し、田中氏は彼らを用心棒にしていたということもありました。

島田　すごい話ですね。

和田　だから、いろいろと醜聞や金銭的な疑惑がありましたが、田中氏は逮捕されないで済んでいたという話が今でも囁かれています。結局は脱税でした。田中氏が脱税で捕まり、理事長を辞めて、そこでまた正常な状態にしようと林真理子氏を理事長にしたのです。

そこからの日大は教学のトップに学長を就け、経営と教学がお互いに介入しないという約束でした。わかりやすく分けると、日大の経営陣は、経営側のトップに理事長がいて、常務理事が最終的に4人いました。そして、教学側は学長が1人と副学長が3人。それが日大の最高意思決定機関になっていました。しかし、経営側と教学側の2つの関係が思いの外足枷になりました。私もいろいろと学校の改革提案をしましたが、あなたが経営に口を挟むべき問題ではないと、すべて教学側に却下されました。

そうなると、改革したくてもろくにできません。それから人事や経営に対しても責任を負う立場でしたから、次は人事を少し動かそうと思いました。理事会というのは経営責任者会議ですが、同時に株主会議というか取締役会のようなものでもあります。そして、経営側である理事会には外圧がかかり、９人もの女性理事が加わりました。ところが学部長会議はほぼ全員男性でした。つまり、教学側がまったく変わっていませんでした。結果的に理事会だけは変わったことになります。

さらに、教学側の実務を行う本部の部長たちがまさに日大出身で日大でしか働いたことのない官僚集団でした。そういう人たちが部長になり、しかも全員男性です。

日大で田中時代から仕えてきた的な人たちばかりで大学運営を行っていれば、改革が進まないと言いました。

島田　私は日大法学部の１年生を対象に、３年ほど非常勤講師をしたことがありました。そのとき、「この大学は大学かな？」という感じがしました。

というのは、法学部の専任の教授もそこに来ていて、控室で一緒になったんですが、その人たちの話を聞いていると、ゴルフの話とかしていました。普通、大学の先生はそんなにゴルフの話を熱心にしないなと思って聞いていました。日大は教育機関ではありましたが、むしろ企業に近いなという感覚をそのときに受けたんですね。そこからすると、この組織の改革をするのは相当に大変だと感じてきたのですが。

和田　不思議なことに、日大は16学部全部違った風土を持っています。独立共和国のような感じです。

島田　合衆国ですね。

和田　合衆国ですから大統領がなかなかそれぞれの学部に口を挟めない状況です。だからといって治外法権にしておくと、やはり7万人の学生や関係者がいるわけですから、誰がどんな行動を起こすかわかりません。しかし、日大の場合にはそれぞれの学部全体にしっかりガバナンスが効いていなかったということです。

結果から言うと、本来、学務理事会は約束上経営に専念し、教学と言われる人たちが学生管理をするはずなのに、日大にさまざまな問題が起こると同時に教学の人たちが私たちに責任を押し付け出し滅茶苦茶になりました。

最終的には私が、何人かの学部長ともめてしまいました。ちょうどその頃、日大の学長と副学長が辞めました。学長と副学長が辞めたのに私が残っているのはおかしいと、教学側が林さんに談判に訪れ、そこから林さんが私を辞めさせるという結論を出したわけです。

ストレスを捨てるための方法とは

島田　それは相当なストレスですね。

和田　ストレスです。僕自身初めてあれほど大きな組織に入りましたが、自分はこのような組織には向かないし、組織の中では言いたいことも言えないということもよく理解しました。

もっともストレスを感じたのは、アメフト部員の問題が起こってからでした。日大の広報があまりよく機能していませんでしたから、マスコミが独自に取材して聞いたことを勝手に報道していました。私たちはいろいろなメディアからコメントを求められても箝口令がしかれていましたので何も情報を発信していません。すべて広報を通じて発表することになっていたのですが、そこが機能しない。僕たちは反論をしたいのですができません。それは大きなストレスになります。今思えば、どうせクビになるなら、あのときに言いたいことをもっとはっきり言っておけばよかったと思います。組織の論理にからめとられることは大きなストレスになります。

島田　そのときストレスに対してどのように対処されたんでしょうか？

和田　具体的には覚えていません。対処しようがないからです。ＹｏｕＴｕｂｅやＳＮＳでもそれらの情報を発することはできませんでした。

しかたがないので、私が出版を予定していた他の本で少しずつその状況を書いて憂さを晴らしていたということはありました。

さらに、ストレス発散の方法は医学界に喧嘩を売るような本を書いていたということですよね。でも、そのストレス発散に向けたエネルギーが近年の僕の本の出版を支えるパワーになったということも事実です。

島田　ストレスをエネルギーに変えたということですね。

和田　いい言い方をすればそういうことです。でも、そこで思ったのは、やはり組織にいることはストレスだということです。多くの人と一緒の組織の中で全員が我慢させられているんだと思いました。しかも20歳代から60歳代までという長期にわたってです。そして組織から解放されるのが60歳から100歳ということになるわけです。

島田　たしかに日本社会はそういう構造になっていますね。

和田　せっかく会社から解放されたのだったら、その後は好きに生きてみたらいいのでは……、と思います。

島田　現代の日本人は、多くの人が何らかの形で組織に属しています。会社も組織、役所も組織、それ以外の団体も数多くあります。私的な団体もたくさんあり、組織に属することによるストレスをどのように処理するかということが一番の課題ではないかと思いますね。

オタク的な健康志向を捨てる

和田　おっしゃる通りだと思います。さらに日本の場合性質《たち》が悪いのは、一匹狼というか個人事業主もストレスがあるということです。昨今はカスハラ問題も大きくクローズアップされています。商店主だったらストレスがないかといったらそうでもありません。接客の方法や突然のクレームの対応なども結構あるわけです。ですから彼ら一人ひとりで商売をしている人たちにとっても非常に辛《つら》い社会だと思います。

欧米の場合には、9時から17時まではしっかり働くと決めている代わりに、17時からは自由だという意識があります。しかし、日本はなんとなく残業をしたり、就業時間外でも会社から電話がかかってきたりします。さらに上司からの誘いが断れないといったこともあります。ですから組織人たちはストレスまみれだと思います。そのわりには、メンタルヘルスのプロが育っていません。プロが不在で、その代わりにストレスチェックなるものが義務化され、そのチェックで高ストレス者と言われる人たちが医者にかかれるという状態です。医者にかかってもすぐにストレスが消えるわけではありません。もちろん良い精神科医も少ない。昔は土居健郎《どいたけお》先生や木村敏《きむらびん》先生といった良い精神科の教授がいましたが、今は生物学派ばかりなので良い医師が育たず、巡り合える可能性も低いのです。

今は、82の大学すべてでカウンセリングを専門とする人が精神科の主任教授になっていません。生物学的、精神医学的疾患も投薬で治そうとします。薬で治る病気は日本の精神科も対応できますが、ストレス性の病気の場合にはなんらかのカウンセリングをしないと良くなりません。そのストレスによる心身の変調を診ることのできる医者がいないのです。

日本の場合にはそのような精神科医の不足という問題が一つありましたが、その代わりに機能していたのが居酒屋文化でした。そこでは会社の愚痴をこぼすことができ、言いたいことが言えるわけです。欧米にはイギリスのパブはありますが、居酒屋文化は意外とありません。欧米の人たちの間にはそのような文化はありませんが、日本の場合には就業後の居酒屋文化が代わりに機能していました。しかし、その文化もコロナ以降、居酒屋で酒を飲んだらいけませんということになってしまいつつあります。

実はストレスの問題は非常に大きな問題だと思っています。日本人の死因のトップは圧倒的にガンです。急性心筋梗塞で亡くなる人はガンの12分の1しかいません。また、昔は脳卒中と言えば脳出血でしたが、今は脳梗塞が圧倒的に多く、脳出血とくも膜下出血を合わせても脳卒中全体の3割しかなく、ガンで死ぬ人の10分の1です。ですから、血圧を下げるのも、コレステロール値を下げるのも、自発的ではなく、医者に言われた薬を飲み続けたり、医者に言われた生活をするのがストレスだと感じるなら、その方がむしろガンになりやすくなる。

僕は、日本人はストレスで死んでいると思います。なぜなら、ガンが死因のトップだからです。いわゆるガン細胞が体の中にできたときに掃除をしてくれる、ＮＫ細胞の活性をもっとも落とすのがストレスなのです。

島田　過剰なストレスがかかるとガンになりやすくなるということですね。例えば会社の経営が上手くいかずストレスがかかります。それによってガンが発生し亡くなったという人は結構たくさんいますね。

和田　自殺も決して少なくありません。コロナで亡くなる方と同じだけ毎年自殺で亡くなっているわけです。もちろん、年齢を重ねれば重ねるほどストレスにも弱くなります。免疫力が落ちて肺炎で死ぬ人が年間７万人います。

あまりにオタク的な健康志向はどうなんでしょうか。いわゆる検査データを正常化する健康よりも、どのようにしてストレスがない状態を作るのか。ストレスを少なくすることを考えるなど、楽しいと思える生活を目指す方が、今の高齢者にとって絶対に大事なことだと思います。

神社めぐりは最高の健康法

島田　ここまでの話のなかでも、歩くことの重要性ということがくり返し出てきました。私は、70歳を機に、一生懸命歩くようになったのですが、それが本当に必要だと思うような話にも出会いました。

私は、大病の後、新潮新書から『創価学会』という本を出しました。この本は、10万部を超えるベストセラーになり、私が社会復帰を果たす大きな力になったのですが、創価学会の研究を続ける中で、そのもとにある日蓮のことを知らなければならないと、日蓮が残した文書を読んでいく勉強会に参加したことがありました。日蓮の残した文章は膨大な量があって、結局、読み通すのに9年間かかったんですね。毎月1度の勉強会でしたから、どうしてもそれだけかかってしまったわけです。

その勉強会の講師になったのが、小松邦彰先生という方だったんですが、2022年の11月に亡くなられてしまいました。それで通夜に参列したのですが、そのとき、ご遺族の話では、コロナで自粛し、外に出歩かなくなったことが、健康に大きく影響し、それで死期を早めてしまったということでした。

私が、70歳を機に歩き始めたのも、この話を聞いたことがあったからなのですが、それで最近、神社めぐりが健康法になるということを考えるようになりました。

神社には参道があります。一番長い参道は埼玉県の大宮にある氷川神社の参道なのですが、それは2キロメートルもあります。鎌倉の鶴岡八幡宮の参道も、それに近い長さがあります。参道を通れば、自然と相当の距離を歩くことになります。

しかも、神社には石段が多くあります。有名なところでは、四国の金毘羅さん、金刀比羅宮の場合ですが、本社までの石段は785段もあります。奥社までだと1368段にもなります。石段がきっちりと積まれていればよいのですが、無秩序に積まれているようなところだと、のぼるのに相当に苦労します。その分、歩きがいがあります。

そうした神社をいくつもめぐれば、さらに歩くことになります。境内も相当に広いですから、神社めぐりをしていると、どこでも相当な距離を歩かざるを得ません。それを繰り返していると、歩くことが次第に苦ではなくなってきます。

さらによいことは、神社には鎮守の森が形成されていて、行くだけで森林浴ができるということがあります。森林浴がストレスを軽減してくれることは、科学的にも証明されているようで、樹木が出すフィトンチッドがその役割を果たしてくれます。樹木は動けないので、自ら殺菌作用のある物質を出していて、それが人間には役立つんですね。

それで、ストレスが一掃されるというわけでもないでしょうが、ストレス軽減に役立つ場所があるということを知っているだけでも、ストレスに直面したとき、気持ちが楽になってくるのではないでしょうか。

これは、日本に限らず、どの国でもそうなのですが、年を重ねると信仰ということに関心を向けるようになり、日本だとお寺や神社めぐりをはじめる人が増えます。とくに神社の場合には、お寺ほどその歴史がわかっていないので、めぐっていると謎と感じるようなことに数多く接します。

いったいこの神社はどうやって創建されたのだろうか。祭神はどういったものなのだろうか。境内に大きな石があり、注連縄《しめなわ》がはられているが、どういった意味があるものなのだろうか。謎が次々とわきあがってきて、その謎を考えてみることが、頭脳を活性化させることに結びついていきます。それもまた認知症を防ぐ健康法に結びつくのではないでしょうか。そこで、『大人の神社めぐり――歩いて健康・長寿を祈願』（アチーブメント出版）という本を出したところです。

第3章

社会や、周囲から求められる自分像を手放す

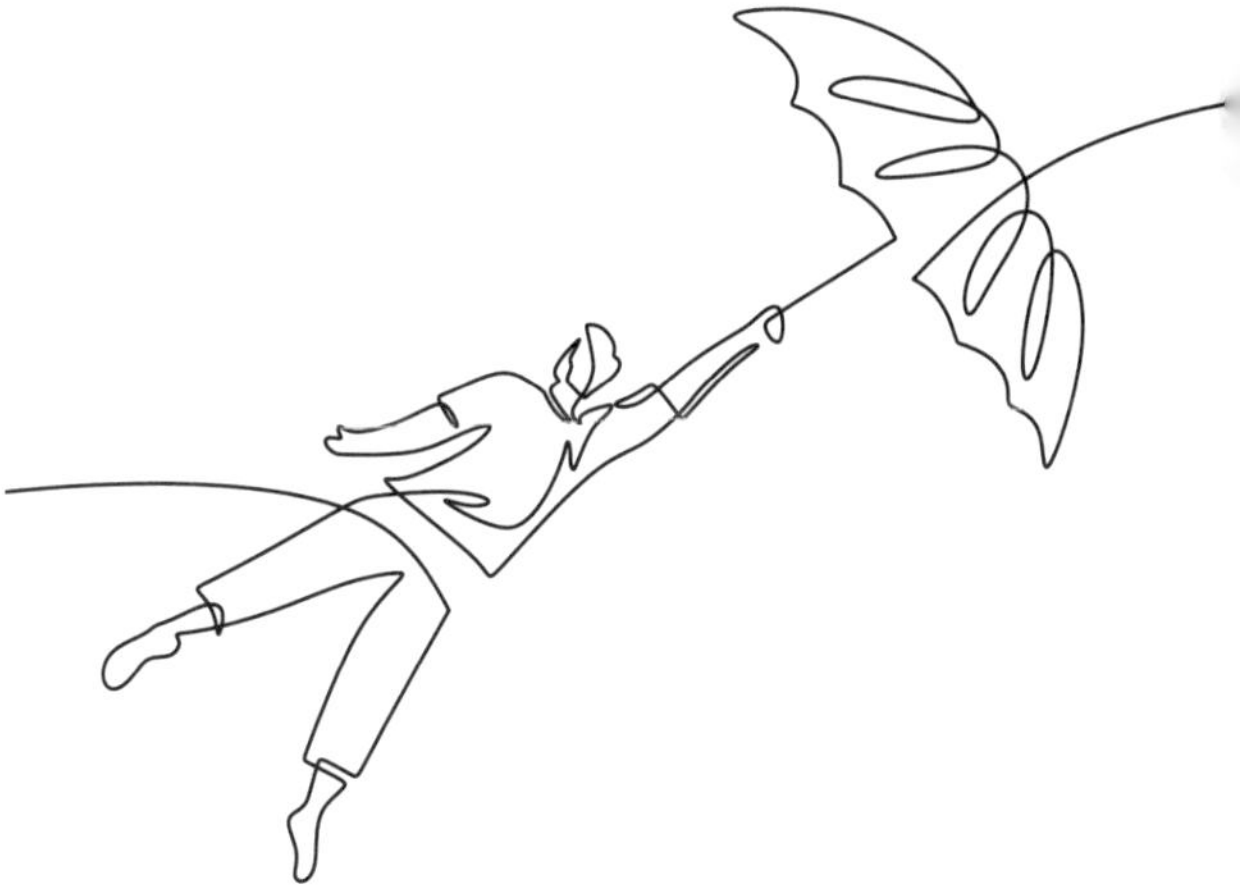

60歳から新しいことはできないという考えを捨てる

島田　60歳からやりたい放題という話を聞いたとき、多くの人たちは、「え？　摂生しなくていいのかな」と思うのではないでしょうか。また、やりたい放題と言われても、「いったい私は何をやりたいのだろう？」と思う人はいるはずです。どうしたら自分はやりたい放題に暮らせるのかは案外難しいと思います。

和田　おっしゃる通りですね。やりたい放題というか、そもそも論として、皆さん子どもの頃はやりたい放題だったはずです。ドナルド・ウィニコットという精神分析学者が言っていることですが、生まれたばかりの赤ん坊や小さな子どものうちは、やりたい放題です。

島田　そうですね。そもそも、赤ん坊はやりたくないことはできませんし、まさにやりたい放題です。平安時代の後期に後白河法皇が編纂した『梁塵秘抄《りょうじんひしょう》』でも、「遊びをせんとや生まれけむ　戯れせんとや生まれけん」とあって、人間というものは、遊ぶため、楽しむために生まれてきたとされています。そうした気持ちが、次第に薄れ、失われていくということですね。

和田　そのやりたい放題が、躾《しつけ》や教育によって失われていきます。人間という存在は「偽りの自己」というものを発達させるという点がウィニコットの理論です。もちろん躾や教育によって育まれた偽りの自己そのものは、それがなければ社会に適応できませんので、ウィニコットは否定していません。とはいえ、時々本当の自己を出さないとメンタルヘルスに悪いと言っています。

私が言いたいことは、60歳を迎え、いわゆる世間や会社といったさまざまな縛りが無くなるわけですから、そこから第二の人生と言われる時期を本当の人生にしていいのではないかと思っているのです。誰かに命令をされるわけでもなく、自分自身の心の声に従って生きるということです。たしかに島田先生がおっしゃるように日本人には本当の自分がわからない人は多いと思います。しかし、例えば鉄道オタクの人のように電車に乗っているときが一番楽しいと思えたり、あるいはダンス動画を見ているときが一番楽しいなど何か自分にとって楽しいことはあるだろうと思うのです。もちろん、食べ物を楽しむことだっていいのです。ラーメンを食べているときが一番楽しいとかです。私は、そういう本当の自分になれる時間を増やすことが、第二の人生の大事なポイントではないかと言っているのです、

島田　本当の自分ということを聞くと、何か哲学的なイメージがあって、いったい本来の自分とは何かをつきつめて考えないと、答えが出てこないように思ったりしますが、和田さんのおっしゃるのは、そんなことではなく、いったい自分は何が楽しいのか、どういったことを楽しめるのかという、趣味や嗜好の問題になるわけですね。

ただ、そうしたことは仕事をしている時代には、なかなか表に出すことができない。仕事に

精力を傾け、稼ぐということを考えなければならないので、やりたいことがあっても我慢し、しだいにそのことを忘れてしまう。ところが、定年の時期を迎えて仕事の縛りがなくなってきたときがチャンスで、そこから自分が本当は何がやりたかったんだろうかと、それを改めて見出していくということですね。

これは、私たちが長く生きられるようになったということにも関係していることで、80歳、90歳まで生きられるのであれば、60歳から新たに何かをはじめても遅くないわけです。昔なら、定年を迎えて数年後に亡くなってしまい、60歳からはじめるのでは遅すぎることになってしまった。そういう年齢の壁が取り払われたことで、まさに第二の人生を切り開いていく余裕もできたという、そういうことですね。

和田　特に結婚に関しても偽りの自己から本当の自己を見つめてみることができます。多くの人たちは1度の結婚で終えることが多いのですが、その1回目の結婚のときはいわゆる世間体を気にしたり、周囲から評価が高い人であったり、稼ぎが多いことや三高といった条件で結婚相手を選ぶことが多い。おそらく偽りの自己が選んだ配偶者なのかもしれません。つまり子どもの頃からの躾や教育で得た自己によるものです。もちろん、中学や高校が共学で、その頃から気心が知れている相手と幸せな結婚をした人たちはとてもいいと思います。

つまり、定年退職後や子どもが育った後も夫婦で顔をつき合わせていかないといけませんんから、その夫婦が互いに気が合っていて、一緒に食事に行っても話が盛り上がるとか、一緒に旅行に行って幸せだと感じられる人はいいのです。しかし、そうでない人の方が多い気がします。近年熟年離婚が結構多いと語られるわけです。ところが、昨今は60歳からパートナーを探しても意外と見つかります。

僕の同級生で東大医学部卒の医者2人が最近立て続けに結婚しました。両人とも2度離婚しているのですが、そのうちの1人は医学部の教授をしています。1度目の結婚も2度目もとても綺麗な女性と結婚しました。3度目の結婚は同窓会でばったり会った女性でした。それまでも年齢を重ねてからどんどんパートナーを探していたのですが、久しぶりの同窓会で気が合ったようで、結婚して今はものすごく幸せそうにしています。

もう一人の同級生は、もっと傑作な出会いです。1度目の結婚は20歳ほど年上の女性と結婚し、2度目は逆に20歳ほど年下の女性と結婚をしました。そして3度目は、10年ほど前から、既婚者の女性を好きになってしまったのです。彼はそれから5年ほどかけて離婚をし、その女性と結婚をしようと思っていたのですが、相手の女性がなかなか離婚してくれなかった。しかし、つい最近彼女が離婚してくれて晴れて結婚をしました。このように、年を重ねてから見つけた女性の方が、本当の自分が選んだ、本当に気の合った女性ではないかという気がするわけです。

見栄を捨て自己肯定感を得る大切さ

島田　私は都立西高という都内の共学の進学校で高校生活を送りました。共学とは言っても、もともとは男子校だったので、私が入学した頃というのは男子が3で女子が1という割合いでした。そんなバランスの悪い学校はほとんどなかったと思いますが、実際そういう高校でした。ですから男子300人に対して、女子はだいたい100人ぐらいしかいなかった。女子が相当に少なかったわけです。その中でも高校時代から付き合っていて、最終的に結婚する割合いを見ていると、高校時代に交際していたカップルの半分ぐらいは高校の同級生とそのまま結婚していますす。あるいは、高校を卒業した後に同窓会などで再会して結婚するというケースもありました。その数は、16組か17組か、そのくらいになりましたから、女子のなかで同級生と結婚したケースはかなり多い。しかも、彼らは離婚していないんですね。一番やんちゃな時期を同じ学校で過ごし、その本性のようなものをお互いに理解しているから、長続きするのかもしれません。

和田　つまり、僕たちみたいに男子高上がりが東大に行って、ましてや医者とかになってしまうと、つい医者というステータスに魅力を感じる女性を選ぶという傾向があります。

島田　結婚でも見栄をはるということでしょうね。私の知り合いにも、元キャビンアテンダントで、結婚した相手が文字通りのエリートというカップルがいました。ところが、1年くらいで別れてしまった。離婚後に再会する機会があって、食事を一緒にしたらしいんですが、もう一度生活をともにしようとはまったく思わなかったと、女性の方は言っていました。お互いに、相手の見映えだけで結婚した、そういうケースかもしれません。

和田　そうですね。逆に我々もついつい連れて歩いてかっこいい見映えの良い女性を選んでしまったりしますから、意外と離婚率は高いですね。

島田　そのときにやはりストレスの問題と関係が深いと思うのは、そこで自己肯定感というものが深くかかわってくるのではないかと、私は思っています。見栄とか自己が確立していない状態で結婚相手を選ぶということで結局は生活が破綻することも多いわけです。和田さんは教育に関しても詳しいわけですが、教育環境の中で自分自身の自己肯定感を得ることが相当に重要ではないかと思うのですが。

和田　おっしゃる通りだと思います。僕は、受験テクニックを教える本の出版というビジネスから始めましたので、教育については大いに語りたいですね。例えば、「子どもを褒めて育てろ」と言いますが、子どもの良い点をリアルに切り取って子どもに伝えないと、子どもの中にはなかなか自己肯定感が出てきません。

ほとんどの子どもは自己流で勉強しています。しかし、自己流で勉強するよりも、受験に成功して目標の大学にうまく入った学生の真似をするほうが、目指す学校に合格する確率は高いのです。そんな方法で大学に合格しても自己肯定感がつくからそれでいいと思っていましたが、反面、そういういい加減な勉強をしているとまともな人間にならないのではないかという思いもありました。

ところが、結果論から言うと、自己肯定感が重要だと思ったきっかけは、僕が一般向けの書籍で初めてベストセラーを出したときです。その本は『大人のための勉強法』という本で、結局、調べてみると、その読者のほとんどが過去に僕の受験勉強本でそこそこの大学に受かった人たちでした。つまり、彼ら自身が勉強方法を変えていい大学に受かった結果、勉強が好きになったのでしょう。きっと勉強が好きというか、大人になっても勉強しないといけないと思うみたいなのです。ですから、まずは大学の試験に受かることで自己肯定感をつけるということが大事だと思いました。入学試験に受かった人は自己肯定感をつけることができるのですが、日本の場合にはそうでない人が自己肯定感を得ることがなかなかできないのではないかと思っています。ですから、僕たちも60代になりましたし、島田先生は70代になる頃かもしれませんが、未だに長く学歴を引きずっている人たちや、学歴コンプレックスを持っている人たちが案外多いような気がします。

進学するための入学試験以外で自己肯定感をつけることが難しい。試験以外で自己肯定感を得ることが困難だということで、受験競争を否定し、試験の成績を張り出すと試験の成績の悪い子どもを傷つけると言って、いわゆる競争自体の否定が始まるわけです。そのうちスポーツのできない子どももかわいそうだということになり、運動会で順位をつけることを止めたり、駆けっこで手をつないでゴールするということが始まるわけです。しかし、そうすることによって逆に自己肯定感を得る機会がなくなってしまいます。もちろん大谷翔平選手のように競技スポーツはいいでしょう。しかし、そうではない日常の中で、普通の自己肯定感を得るということは非常に難しいと言えます。

島田　それはやはり、人間というのは単純な生き物であって、一度成功した体験があるかどうかで、その後が変わってくるということですね。私の場合も、高校時代は決して成績優秀な生徒ではなく、授業など、3年生になったら、ほとんど出ませんでした。それで何をやっていたかといえば、授業に出ないで図書館とか、部室に行って、そこで勉強していました。1時間目は出席をとるけれど、その後はとらないので、そんなことができたんですね。

ただ、その時期には、父親のつとめていた会社が倒産し、経理の責任者だということで、東京の杉並にあった自宅を売らなければならなくなった。それで一家は大阪にいってしまい、私一人3年生のときに下宿しなければならなかった。4畳の部屋で、おまけに半畳分は上が押入れになっているというとんでもなく狭い部屋でした。当然、トイレは共用で、風呂は銭湯という生活でした。その分、勉強に専念するしかなかったので、夏からはとにかく勉強しました。金がないので予備校とかにも行く余裕はないし、模擬試験も受けられなかった。もっとも、まだ偏差値のない時代だったんで、自分で大学に受かるにはどうすればよいかを考えるしかなかったということもありました。それで次第に成績をあげ、最後は東大に合格することができた。その体験というのは、自分のなかでもかなり大きなことで、自分はやれるという自己肯定感をはぐくむことができたのかもしれません。その点で、和田さんがおっしゃることは納得できます。

和田　僕は学校のもっとも大切な仕事は、40人の子どもがいても、その一人ひとりの取り柄を探してあげて、その子たちが何だったら1番になれるのかを教えてあげることだと思っています。例えばポケモンの名前を言える数で1番になれるとか、料理を作らせたら1番とか、僕は近頃それらを子どもたちのために探してあげるのが学校の先生の仕事ではないかと思うようになっています。

学校や教師の言っていることを聞かない

島田　文藝春秋誌が2023年に、慶応三田会を特集したことがありました。その取材をした文藝春秋の編集者が知り合いで、彼は『慶應三田会』（三修社）という本を書いたことのある私のところにも取材に訪ねてきたのです。そのときに聞いた話ですが、慶応の幼稚舎と言えば小学校のことですよね。その幼稚舎に取材に行き、教育方針を尋ねたところ、幼稚舎の教員が語るには、「自己肯定感をつけること。それがすべて」と答えたそうです。そのような目で見てみると、進学校というのは自己肯定感を育む世界になっているのではないかと思えます。

和田　そうなっているでしょう。

島田　私は2度結婚していて、2人の娘がいるのですが、最初の娘の夫が麻布高校の出身者で、麻布高校の国語の教師をしています。そのようなつながりがあり、それまでは麻布高校のことをあまりよく知りませんでしたが、いろいろと内部の話を聞く機会を得ることができるようになりました。それに私のかかりつけのお医者さんは女医さんですが、その息子さんも２０２３年に麻布を受けて合格しました。さらには2度目の結婚をしたとき、女房には女の子がいたんですが、その娘が東大に入学し、東大のアメフトチーム、「ウォリアーズ」のトレーナーをやってきました。アメフト部の中には麻布高校の出身者がたくさんいます。高校にアメフト部があるからですね。そうしたことで、麻布高校の話を聞く機会が最近になって増えてきたんですが、あそこは変な学校ですよね。

和田　実際、変な学校です。

島田　話を聞いていると授業なんか全然成立しないというか、みんな真面目に授業を聞いていないようです。体育祭といったイベントも生徒に任せておくと、それこそやりたい放題の学校だから、延々と何時間もかかる。教員が取り仕切るときもあるようなんですが、そのときにはきっちりと短い時間で終わる。進学校のメリットというのは、このやりたい放題というものが許されて、それによって自己肯定感の基礎が育まれるということがかなり重要なのかなという気がしました。

和田　もちろんそうだと思います。例えば、自分の出身校から同じ東大に来ている人間がいるというのも、自分の出身校を自慢できるということで自己肯定感を高く保てるわけです。ですから、僕は灘高校の出身ですが、灘高校の前にやはり日比谷高校の出身者は自分たちがいかに自由な学校を経て東大に入ってきたのかを自慢するわけです。そして、麻布も同様です。

島田　うちの、今東大に行っている娘も日比谷高校でした。かなり自由だったようです。

和田　灘もわりと自由な学校だったのでその点を自慢する人は多いですね。自由に高校生活を送れる学校や、生徒を大人扱いする学校では生徒が少々はめをはずすわけです。しかし、灘や麻布のいいところは、結構生徒がはめをはずしていても最終的な進学実績が良かったりするところです。

島田　そうですね。かかりつけの女医さんがおっしゃるには、父母会で、生徒が授業を聞かないというのは困ったことなので、それをなんとか直してくれと教員に要望する人もいるらしいのですが、教員の側は、言ったって直らないし、そんなことは無駄なのでしませんと答えるそうです。

和田　要は、「まぁ、結果が良かったのだから高校で少々はめをはずしてもいいか」ということになるわけですね。逆に、どちらかというとスパルタ教育を高校時代にされてから東大に入った人たちは、自分の学校をあまり自慢しないような気がします。スパルタ系の高校の場合には、学校からスパルタ式に宿題をたくさん出され、それを一生懸命こなしながら進学してきます。その結果、先生に受からせてもらったという感じになるのではないでしょうか。そうなるとなかなか自己肯定感は得られません。

僕の提案している受験勉強法がいいか悪いかは別として、学校や教師の言っていることを聞かず、私の受験勉強法でいい学校に受かったと言っている学生は自己肯定感がかなり高い。そこには先生の鼻を明かしてやったといった気分もあるのではないかと思っています。

定年で現役の仕事を手放してからの問題

島田　生徒の自由を許容している進学校ではそういった自己肯定感を身につけることができるということですね。逆にスパルタ式の学校で自己肯定感を得ることは難しいとおっしゃいましたが、和田さんも私もお互いに東大を出ているわけですが、東大というところはものすごくストレスがかかる環境じゃないかと思います。

私は学部を卒業した後に修士で2年、その後、博士課程に進みその間5年東大にいたわけです。都合、11年ですから、ものすごく長い期間いたわけですが、東大の場合にはむしろ自己肯定感を得ることができない。逆にそれがくじかれる体験をすることになると思うんですね。特に大学院に進むと、学生同士がお互いにライバルになりますから、ゼミなどで相当にやり合うというか、お互いに批判をするわけです。最初に私が学部の3年生でゼミに出たとき、修士に進んだばかりの先輩が最初に発表をしたんですが、内容が難しくて、何を言っているのかがまったくわからなかった。それで、「え、こんなすごいところなのか……」と思ったわけです。その発表のときのことを、かなり後になってから、その先輩に訊ねたところ、本人もわかっていなかったと言っていました。しかし、それだけではなくて、ゼミの発表のときには、皆、発表者をいかにやっつけるかということを考えていますから、そこが一種の戦場になっていた。ライバル同士が戦っているような状態だったんですね。

そういう環境の中にいると、「自分は、バカなんじゃないか」と思うようになるわけです。その後、「いや、自分はそれほどバカでもないな」と思い始めたのは就職した後です。それまでは、自分のことをとても優秀だとは思えませんでした。私の知り合いに、東大の医学部に進んだ人間がいましたが、その人間に話を聞いても、同じような体験をしたと語っていました。

和田さんのいた医学部は、やはりそういう環境なのでしょうか。

和田　かなりあるでしょう。東大のすべての学部がどうかはわかりませんが、医学部の中では、東大の教授になることが夢です。第２志望はどこの大学でもいいので、どこかの医学部の教授になることというような雰囲気がありました。そして、東大の教授になれる学生もなれない学生もはっきりしていました。なにしろ一緒に入学してきた学生が滅茶苦茶優秀ですから。同期の仲間が優秀なので、僕自身は競争から逃げていたと思いますが、学生時代はアルバイトに明け暮れ、雑誌の記者をしたり映画の製作現場で使い走りをしたりしていましたから、圧倒的劣等生として卒業するわけです。当然自己肯定感は育まれません。

島田　そのとき、自己認識としては自分をどのような存在としてとらえるのでしょうか。

和田　ですから、少なくとも勉強の世界では勝てないなという認識です。

島田　和田さんでもそうなんですね。和田さんの本の読者は、とてもそのようにはとらえていないと思いますが。

和田　まったく劣等生ですから……。つまり、社会に出てから今頃になって、運よく搦《から》め手で勝つといったことを覚えたわけです。つまり、老年医学の世界で仕事をするに従い、他の診療科の医者たちの言っていることに違和感を持つようになりました。特に内科の秀才医者連中の言っていることがあまり正しくないということが言えるようになったのです。ですから、今になって多少自己肯定感は高まりましたが、そこに至るまでの僕は、しっかり仕事が続かなかったときもありましたし、大学に残れたわけでもない。少なくとも自己肯定感そのものも決して高くありませんでした。同級生の中の9割くらいの人が、50歳くらいまでは僕のことをバカだと思っていたと思います。

ですから、東大の医学部なる組織は、その中でとにかく常に競争に晒され、しかも教授になるという夢を持っているわけです。しかも教授になるためにはペーパーテストとは違い、上の教授たちに気に入られるかどうかがかなり大きい要素になっています。自分の力だけで勝てるならいいのですが、決してそうでもありません。そうなればやはり東大の中の競争に勝つためには気に入られようとして自分を殺すわけです。

島田　まさに『白い巨塔』の世界ですね。

和田　東大の中で出世するのはすごいストレスだと思います。日大の常務理事になったときも「組織ってやはりそうなんだ」とわかりました。ですから、そういう意味で組織の中で生きることはストレスフルです。

ところが、そこから先にまた面白い話があります。２０２４年の今、私は64歳ですが、その年齢くらいになると少しずつ定年退官などがあり、組織を離れるなどいろいろな問題が出てきます。そうなるとせっかく命がけでつかんだ東大教授の地位を手放さなければならなくなります。他の大学の教授だったとしても同様です。今の僕くらいの年齢になったら逆に開業もできないということもあり、そこからエリートだった彼らの言動に少しずつ弱音が入ってくるんです。そして、僕に対して、それまで言ったことがないのに、「そのまま好きに生きていられていいいな」と訊ねてくるといった現象が現れます。

不運が訪れたらそのときの立場を捨てるか他で輝く

島田　私のいた文学部の教室は、法文1号館、2号館という建物のなかにあって、法学部と教室が一緒でした。そのような環境でしたから、文学部の地下にある食堂で法学部の学生たちが討論会をしているのを目撃したことがありました。一種の自主ゼミだったと思うのですが、その場で法学に関する議論を交わしているわけです。そのとき、1人だけ飛び抜けて優秀な学生がいて、議論全体をリードしていました。その後彼がどうなったのかはわからないんですが、大蔵省、今の財務省の官僚になっていたら、かなり出世しそうでした。官僚の世界のトップである事務次官になる人というのは、試験に合格してその地位を得るわけではなく、学生の頃から彼は優秀なんだという評判があり、それがおそらく事務次官のイスを決定させる要因になるんだと思うんですね。そんなことを、討論会の場面を見て思ったことがありました。

他者より優秀でなければならないというストレスが相当加わるのが東大じゃないでしょう

か。世間では東大のイメージについてそのような捉え方をあまりしていないと思いますが、東大で学生生活を送るときに、先ほどから言っている自己肯定感が入学する段階で育まれていないと、大学での4年間は相当辛いことになるのではないかと思います。

和田　たしかに辛いと思います。ちなみに、私の弟は司法試験に合格し検察官になりました。検察の世界は案外露骨なところで、司法試験の成績か入省してからの成績かはわかりませんが、検察に入ってから成績が一番の人は2年の留学をさせてもらえます。2番目から4番目の人たちは1年の留学ができるのですが、僕の弟は2年間留学をした後にジュネーブの代表部で日本政府一等書記官になりました。明らかに出世コースに乗っていたわけです。そうなると本人も勝ち組なんだろうと出世を期待します。しかし、同期の中央大学卒で留学経験がないダークホースの人物が検事総長になりました。その人は女性でした。女性が検事総長になったわけです。検事長や高検の検事長まで残る女性は滅多にいませんから、ときの政権の中のある権力が、点数稼ぎなのかどうかはわかりませんが、女性を検事総長にしましょうということで、彼女が検事総長になり、私の弟は敗れたということになります。

島田　それについて、弟さんはどのような受け取り方をしているのでしょうか。

和田　女性をトップにする気だから仕方ないよね……、というように言っていますが、腹の中ではどう思っているかわかりません。普通に考えたら、成績であれ留学経験であれすべて勝っているわけですから、彼にとってはある種の挫折でしょう。しかし、そういった少々理屈では割り切れない競争の世界はありますね。

島田　やはりそれはありますね。

和田　前例からするとトップになれる可能性は高かったわけです。おそらく本人もトップになれそうだという思いもあったと思います。おそらくトップになれると思えば思うほど、言いたいことも我慢しておとなしくなるということもあります。実際、私と違っておとなしくできる人間ですし、僕より大人でした。僕だったらついついケンカをしてしまうと思います。それでも日大では「ぐっ」と我慢したんです。日大の常務理事の場合には理事長になれるわけではありません。それ以上偉くなる見込みはまったくありませんが、しかし、なんとなく林真理子さんに迷惑をかけてはいけないと思っておとなしくしていました。それなのにどうしてクビになるんでしょう。こういう理不尽なことが起こるのも組織や世の中です。

島田　和田家は思いの外不運続きなんですね。しかし、その不運はどうやって乗り越えていくべきなんでしょう。人生の中でいろいろな不運というのは誰にでも起こると思うのですが。

和田　不運を乗り越える方法は２つぐらいしかないと僕は思っています。１つはまさに宗教ではないですが、「これは神が決めたことであり運だ」と思うことです。つまり、弟の場合は、今の検事総長が女性初の検事長であるように、同じ年回りに女性の検事長がいることはそうそうないわけです。ですから、時勢的にいずれは女性を検事長や検事総長にせざるを得ない時期もくるわけです。そう考えたとき、「これはもう運だ、そういう年回りなんだ」と思うことです。東大の医学部の場合には一講座一教授ですから、自分の学年の2年上や2年下に非常に優秀な人間がいると、自分は絶対に教授になれないわけです。そういう年回りの運に巡り合ってしまったと思ってあきらめることです。それはもう神が決めたことです。それからもう一つの方法は他で輝ける道を持つことでしょう。

そうは言っても輝ける場所を見つけることはそう簡単ではありません。僕は長い間少しずつ本を出し、たまに売れた本も出しましたが、ものすごい売れっ子になったことはありません。だけど、この歳になってようやく年間ベストセラー1位に入ることができるようになりましたから。さらに僕の場合には、本以上に映画を創るということなども含んで、何か少しだけ輝いていると自分で思えるものがあったのが良かったと思います。

日本のいびつな形の競争社会を捨てる

島田　以前和田さんと対談をして本を出したときにも和田さんが強調していたのは、やはり映画のことでしたね。映画を創るという目的があるからお金を稼ぐとおっしゃっていた。それが和田さんの原動力になってきたということですね。

和田　それはおっしゃる通りです。何か目的があると頑張れます。実際、日本においては残念なことですが、芸術のパトロンになろうという人はいない国なんです。そのあたりの民度は低いと思いますが、そうなると映画を創りたいとか何かしたいと思ったときには、とにかく頭を下げて回らなければなりません。

私の知り合いの三枝成彰さんは、もともとは売れっ子の作曲家で大河ドラマ用の曲も創っていたような人物です。その彼があるときオペラを創りたくなったわけです。そのときのオペラの場合には3億5000万円かかるということでした。そこから彼はあちこちで頭を下げる自分に変わったのだそうです。そして、いろいろな会社の社長に頭を下げ、そのとき接待をしているうちにおいしい店も覚えるなどして、彼自身、人間が変わったとおっしゃっていましたが、僕もそうです。映画に対してお金を出してくれそうな人には思いっきり低姿勢です。でも、お金を出してくれなかったら二度と会いませんけど……。

島田　映画を創るという夢にもそういう現実があるんですね。

和田　何か夢があればそのように頭も下げられるし、世間から見れば汚いと言われるようなこともできますし、それはそれでいいじゃないですか。

結局、日本人の自己肯定感が低いのは、いびつな形の競争社会が原因であると思います。それから、人生でやりたいものがない一つの理由は、自分もこの場所でなら輝けそうだとか、自分には一つ取り柄があるということなどを考えないで過ごしてきたからではないでしょうか。それらを考えることなく自己肯定感を得ることもなかった。会社の中での出世だけが大事になってしまったり、女性の場合などでは自分の子どもがどの学校に進むのかといった話だけになってしまうからではないかと思います。

歌舞伎が仕事のない私を救ってくれた

島田　すでに申し上げたように、私の場合には女子大に勤めていたときにオウム事件がありました。オウム事件の余波を受けて大学を辞めさせられたわけですが、それから9年ほど仕事がない期間がありました。その間に、たまたま日大の芸術学部、日芸を出た妹が演劇を長くやっていたので、その関係で1996年と1998年に2回芝居を書いたことがあるんです。その2つのお芝居には今をときめく堺雅人が出ています。

和田　素晴らしい話ですね。

島田　彼がとても若いときですけど。それ以前にもかなり演劇を観ていて興味はありました。たしかに面白いと思って芝居を書きましたが、演劇の世界では食べていけないとも思いました。

和田　たしかに食えないです。

島田　芝居で本気で食べていこうと思ったら、それこそ本当に頭を下げることをしなければいけないんでしょうね。ですから、それ以降芝居を書くようなことはしていないんですが、そうした経験もあって、代わりに2000年になってから歌舞伎に興味を持ち始めました。

私の父や祖母が歌舞伎好きだったのですが、だからといって歌舞伎に連れていってもらったことはありませんでした。しかし、祖母がテレビのドラマなどで歌舞伎役者が出ているのを見ていたので、それで二代目松緑《しょうろく》とか十七代目勘三郎などを自然と知っていたんです。2000年のある夜にテレビをつけてみたら、『情熱大陸』という番組をやっていて、それに今の團十郎が出演していました。新之助時代の映像でした。その頃、彼は20歳。私は演劇にかかわることで、役者という存在に非常に関心が出てきていたんですが、そのテレビで初めて新之助を見て、「こんなに素晴らしい役者がいるのか！」と思ったのです。

その番組を観たことによって、「それなら歌舞伎を観なければいけない」と思うようになり、それからは歌舞伎座にも行き、歌舞伎を観るようになりました。それから、かれこれ25年ほど観ていますが、歌舞伎の世界を知ったことが、仕事のない時代を生き延びるための一つの手立てになっていました。私にとっては非常に大きな経験になったと思います。当時は「歌舞伎チャンネル」（今の衛星劇場）というのがあって一日にいくつも歌舞伎を放送していましたから、お金をかけずにさまざまな演目を見続け、その結果歌舞伎の演目についてかなり詳しくなりました。そういうような経緯で、近頃は歌舞伎について本のなかで言及することもありますし、短い原稿ですが、歌舞伎についても連載をするようにもなっているわけです。歌舞伎を書いているわけでもありませんが、それまでの自分の世界と違う世界を知ることによって新しい経験ができるようになったわけです。そのことは自分の活力の源になるのではないかと思います。

性の禁忌を捨てることも大事

和田　結局、年をとって好き放題に生きるとか、本当の人生って何？　と言われても具体性が無いと困ると思います。島田先生がおっしゃる通りで、自分が本当に好きなことをなんらかの形で定年前に行動に移している人の多くはいわゆるオタクの人だけです。ですから、定年の前後くらいから、鉄道が好きなら休日にノリ鉄になってみるとか、実際に好きなことに向かって行動を起こすことが大切です。

島田　シニアがバンドをやるとかも多いですが……。

和田　何かに夢中になっている人を日本人はなんとなくバカにして見る傾向があるじゃないですか。「オタク」と言ってバカにしていますが、彼らは好きになれる一生の趣味を、高校生ぐらいで見つけているわけです。そして、会社を定年退職したら、その後はその好きなことを本格的にできると言って喜んだりしているかもしれません。養老孟司先生の場合には昆虫です。養老先生のように誰に何を言われようが、「これは楽しい」と思える世界を早いうちに持っておいた方がいいと思います。もちろん年をとってからでもいいんですが、早ければ早いほど気持ちが落ち着くと思います。

島田　ジャズ評論家の寺島さんの場合は、ジャズもありますけど、あとは女性ですね。

和田　いいですね。

島田　女性に対する強い関心が、いまだに衰えていません。

和田　男性ホルモンが高い人は絶対に若いです。筋肉も落ちません。逆に日本がそういうことについて、うるさすぎると思います。

島田　性に対する文化を表立って語られることができない空気はありますが、そのようなものに触れることができるかどうかも元気に生きる上では重要と思います。

和田　それこそ島田先生の方が詳しいと思いますが、江戸時代までは、別にそんなに性的にうるさい国ではなかった。

島田　そうですね。西鶴の世界では男も女もOKというところがありました。お坊さんの世界でもお小姓というものがいて、それで性の欲望を満たしていた。そういうこともあったわけですから。同性愛に対する禁忌というのはほとんどない。そういう社会だったわけです。

和田　いい社会だったのに、わざわざ性を勝手に禁忌化する。僕たちは映画を撮ったりする上で、大島渚さんみたいな人が出てきて喝采しましたけど、性を語ることがタブー視されたり性表現が解禁されていないとかは異常だと思うんです。

これまでの「隠居後」のイメージを捨てる

島田　やりたいことをやるということで言えば、昔は隠居という制度がありました。家督というものを後継者に譲ることによって隠居するわけです。隠居というのは戦前でも法律用語になっていました。遡って江戸時代では、例えば商売をやっているからその商売を続けなければいけないという家に生まれた人間は、家業を継がなければならないわけで、それで懸命に働くわけですが、ある年齢になったときに家督を子どもなどの後継者に譲って隠居し、それからは好きなことをやるという人が結構いました。例えば伊能忠敬ですね。

和田　伊能忠敬の隠居後の生活は真面目です。彼のように隠居後の人生が真面目な方向に行かなければいけないわけではないとも僕は思っています。

島田　伊能忠敬はとても真面目ですよね。なにしろ隠居してからはじめて測量術を学ぶようになり、それから全国を回って測量をしたわけですから。

和田　彼のような真面目な人ばかりではなく、永井荷風のような人もいますし、本当に人生はいろいろです。ですから、徳川慶喜という人も、35～36歳あたりで結局は隠居してしまうわけです。しかし、その後も趣味人として生き、いろいろな趣味に携わるわけです。慶喜が死ぬ前

愛読者カード

今後の出版企画の参考にいたしたく、ご記入のうえご投函くださいますようお願いいたします。

本のタイトルをお書きください。

a 本書をどこでお知りになりましたか。

1．新聞広告（朝、読、毎、日経、産経、他）　2．書店で実物を見て
3．雑誌（雑誌名　　　）　4．人にすすめられて
5．書評（媒体名　　　）　6．Web
7．その他（　　　）

b 本書をご購入いただいた動機をお聞かせください。

c 本書についてのご意見・ご感想をお聞かせください。

d 今後の書籍の出版で、どのような企画をお望みでしょうか。
興味のあるテーマや著者についてお聞かせください。

ご協力ありがとうございました。

郵便はがき

料金受取人払郵便

小石川局承認

1158

差出有効期間
2026年6月27
日まで

切手をはらずに
お出しください

112-8731

東京都文京区音羽二丁目
十二番二十一号

講談社エディトリアル　行

ご住所	□□□-□□□□		
(フリガナ) お名前		男・女	歳
ご職業	1. 会社員　2. 会社役員　3. 公務員　4. 商工自営　5. 飲食業　6. 農林漁業　7. 教職員 8. 学生　9. 自由業　10. 主婦　11. その他（　　　）		

お買い上げの書店名　　市区町　　書店

このアンケートのお答えを、小社の広告などに使用させていただく場合がありますが、よろしいでしょうか？　いずれかに○をおつけください。

【 可　　不可　　匿名なら可 】

＊ご記入いただいた個人情報は、上記の目的以外には使用いたしません。

TY 000015-2405

年には74歳くらいでしたが、クルマを買って運転し、かなり走っています。そう考えると昔の隠居制度というのはいいなと思いますね。

島田　現代は定年が延長されて会社勤めが長くなることで、65歳が次第に標準になってきました。長い老後を考えれば、65歳から新しいことを始めることもできるわけですが、一方でそれが難しくなるという、そういう面もありますね。

和田　たしかに前頭葉が衰えてきていますしね。だから、島田先生のおっしゃる隠居的なものもできるだけ早く始めた方がいいとは言えます。

定年制という制度はドイツのビスマルクが始めたらしいです。ビスマルクの考え方は、当時の平均寿命まで生きたら労働から解放するというもので、それが定年です。定年を迎えたらそこから先は年金で食べていいという制度です。

欧米の人たちの考えでは、定年というのはある年齢まで働いたら後は自分の好きなことをして遊んで暮らすということですから、定年をもっと早くしてほしいというぐらいです。さらに言えば、昨今話題になりましたが、フランスが年金を払うのを少しでも遅らそうとした瞬間に大規模なデモが起こりました。日本の場合は逆に、少しでも会社に置いてほしいといった定年の捉え方をしていますから、その発想では第二の人生は楽しめないと思いますね。

島田　65歳で定年になったとして、問題はその後の老後ですね。老後という言葉が頻繁に使われるようになったのは、それほど昔のことではありません。昔なら、仕事を辞めて70歳くらいで亡くなってしまうので、老後はそれほど長くありませんでした。だから、老後のことを考える必要もなかった。ところが、現代では80歳、90歳くらいまで長生きすることが当たり前になってきています。

和田　長生きするにもかかわらずやはり老化は進みます。僕は意欲などから先に老化すると思っています。最初に老化するのは意欲や好奇心なんですね、前頭葉から先に老化するので、前頭葉が老化した後から第二の人生の楽しさを探すのは意外に難しい。

島田　そこからでは大変なんですね。

社会の枠組みから離れてみる

和田　やはり会社勤めをしている期間が40年。会社を辞めてから後に20年から30年あるとすれば、残りの人生のことを考えても会社にいる頃からもう少し適当に遊んでもいいんじゃないかと思います。

島田　私の場合は30歳で就職したわけですけど、それから5年半、その後は5年7ヵ月、最終的に11年少々組織のなかで働いていた期間があり、その後、強制的に大学を退職させられました。その後に仕事の無い9年間というものがありました。今の話から考えると、その9年間が最初の余生だったような気がします。何しろほとんど仕事がないわけですから。その第一の余生が明けてから20年以上にわたって、幸いなことに本の執筆という仕事がコンスタントに来るようになり、食べるには困らないようになっています。その点で、普通の人の人生とは少し違うような感じがあります。これはやはり第一の余生と言える９年間の空白によって、案外、すり減らなくて済んだという気もします。もし、そのまま大学に勤めていたら、何しろそれは組織ですから、縛りもあり、相当にストレスのたまる生活をしていたことでしょう。

大学を辞めるときには、全学のカリキュラムを改革する委員会の委員長もやっていましたから、そのままいけば、学部長になり、ひょっとしたら学長になっていたかもしれない。自分にもそういうつもりはありました。ただ、そうなると、ストレスも大きくかかってきて、精神的にすり減ってしまうこともあったかもしれません。そうなれば、早く命を落としていたかもしれない。その点では、第一の余生というものが、長い夏休みになっていた、そんな気もするわけで、全体として働いていた期間が短いので、まだまだ働こうという意欲が生まれてくるんですね。

和田　日本人は夏休みを１ヵ月取らない国民です。１ヵ月の夏休みを充電期間としてなにもしない……、遊んで暮らす……、といった期間をもう少し持った方がいいと思いますね。

島田　それはそうですね。

和田　日本はもう少しみんなを自由にさせてやればいいのにと思いますが、そうすると邪魔をする人間が大勢いるんですよ。その代表が僕は警察だと思っています。

先日あるテレビ番組を観ていたのですが、その中で、電動スーツケースにまたがって乗っている外国人の旅行者を警察が捕まえているわけです。電動スーツケースに乗ると楽なんですね。それを警察は止めているわけです。僕は別に止めなくてもいいじゃないかと思うわけです。

それから、年をとった高齢者から免許を取り上げています。どうして年をとった人に対して余計な規制をたくさんしようとするのでしょうか。ポルノもそうです。ポルノを解禁したところで、年寄りの性犯罪も増えないでしょうから65歳以上に対してはポルノを解禁したらいいと思います。そうすれば高齢者も元気になります。

大きな声を出すことがなにより大切

島田　自己肯定感があるということは、ストレスを感じないということにも通じるわけで、そうなると長生きするということにも結び付いていきます。

実は、古代から、平均寿命が一番長いのは、僧侶であるという研究もあります。理由はいろいろと考えられますが、僧侶は自己肯定感が高くなりやすいということがあると思うんですね。修行を重ねた僧侶だと、周囲の人たちから一目おかれます。檀家の人たちも、その点で、僧侶を尊敬し、丁重に扱ってくれます。

しかも、僧侶には仏の道に仕えているという自負がありますから、自分の人生に意味があると感じることができます。さらに、大乗仏教では、「菩薩道」ということが説かれ、人のためになる利他ということが重視されますから、自分の存在意義というものを感じることができる。

もちろん、なかには贅沢をして、顰蹙《ひんしゅく》を買うような僧侶もいます。高級な外車を買うような僧侶ですね。ただ、そうした場合には、檀家の方の見栄が働いていて、自分の家を訪れるときには、僧侶にベンツに乗ってきてほしいと考えていたりするようです。

ただ、僧侶の場合には、「出家」です。現代のお坊さんたちは多くが結婚していて、「大黒さん」と呼ばれる奥さんがいないと寺の運営が成り立たないということもあります。しかし、いったん出家すれば、剃髪《ていはつ》もし、一般の人とは異なる服装をしていますから、外から僧侶だということがわかってしまいます。

そうなると、どうしても僧侶にふさわしい生き方をしなければならない。そこが、神社の神主とは違うわけで、神主は基本的に神社には住んでおらず、通いですから、ひとたび神社を出れば、一般の人と区別できない。街中で僧侶の姿を見かけても、神主の姿は見かけないところにそれが示されています。

それと生活の仕方が健康にいいという点もあるかと思います。お寺では、朝夕に勤行《ごんぎょう》といってお経をあげます。葬式でもあげますが、そうしたことを毎日欠かさずやっている。お経を唱えるには、大きな声を出さなければなりません。それが、結構重要で、大きな声を出すことで呼吸が鍛えられ、それが長生きに結びつく。そうした面もあるのではないでしょうか。

その点は、ジャズの世界と比較するとよいかもしれません。最近では、長生きしているジャズの演奏家が増えていて、アメリカの奏者の中にも80代後半になっても新しくレコードを出したり、ライブをする人たちが結構います。日本だと、ナベサダ（渡辺貞夫氏）さんは91歳で元気にしています。今でも新しいアルバムを出していますし、ライブも開催しています。さらに、ナベサダさんの上には上がいます。クラリネット奏者の北村英治さんです。２０２４年に95歳になりました。それでも毎月ライブで演奏しています。

和田　私たちも、講演や講義で大きな声を出す機会が多い。そのことが、私たちの健康を維持することに結びついているということですね。一般の人ならカラオケなんて悪くないというわけですよ。

第4章

固定観念から自由になり前頭葉を鍛える

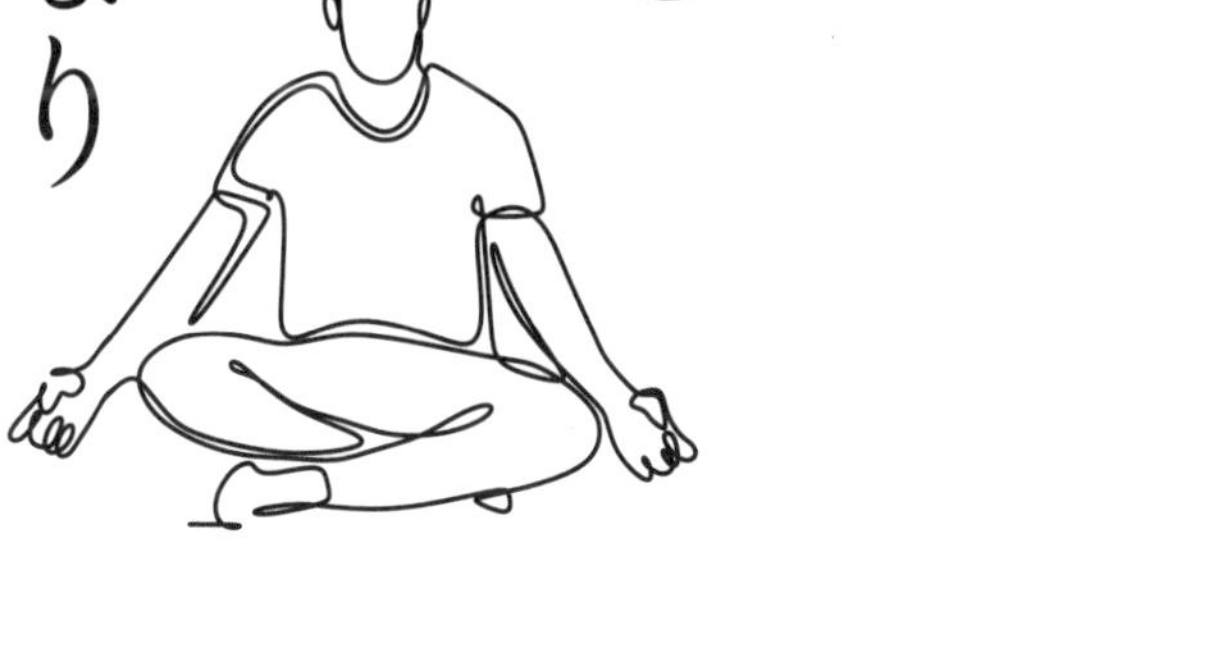

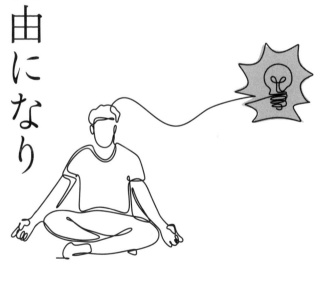

老いても「老成」という通過儀礼が待っている

島田　前回、和田さんと対談をしたときにも、私が宗教学を選んだきっかけになったのは、イニシエーション、通過儀礼という考え方に触れたからだということをお話しさせていただきました。通過儀礼というのは、人生儀礼とも呼ばれますが、成人式が基本になっていて、それは大人になるための儀礼になるわけです。今の日本の成人式は形ばかりのものになっていますが、昔の伝統社会では、成人式の際にはかなりきつい試練が課され、それを乗り越えないと、大人として認められないということがありました。

先日も、日本史の本郷和人さんと対談本を出したんですが（『鎌倉仏教のミカタ』祥伝社新書）、そのとき、武士とはなんですかと、本郷さんにうかがったところ、武士というのはたんに武装しているということではなくて、国司、今で言えば県知事にあたる存在ですが、それが主催する大狩に招待されて、はじめて武士として公認されるということでした。大狩への参加が通過儀礼になっているわけですね。

個々の武士の家でも、その家の息子が一人前の武士になるときには、父親が息子を連れて狩に出る。そのとき、息子が獲物を仕留められれば、それは土地の神さまが、武士としてふさわしい人間だと認めたことになるというんですね。このように、昔の社会では、子どもと大人の境目がはっきりしていた。あるいは、漁村などには若者組といったものがあって、ある年齢になると、親の元を離れて、別の大人のもとで共同生活を送り、そのなかで漁の技術を身に付けていく、そうしたことが行われていました。

和田　昔は元服って10代の半ばくらいですね。

島田　そうですね。今でも若者組が残っているところはあります。若者組に入るというのは要するに一度家を出て、つまりはそれまでの日常から離れて、若者組で生活をすることで訓練を重ね、それを終えてから結婚するなどして、また日常に戻ってくるという構造を持っていたわけです。そのあいだに、試練を克服しているので、親元にいたときとは異なる、そういう存在に生まれ変わっているわけです。

私も、和田さんの製作された映画を観ていますが、映画というのはこの通過儀礼の構造を持っています。和田さんの最初の映画作品である『受験のシンデレラ』の場合にも、家庭環境が悪かったため、ぐれていた女性の主人公が、ある人間との出会いによって、勉強ということにめざめ、そこからは必死に勉強をして、東大に合格する。そういうストーリーになっているわけですが、これがまさに通過儀礼で、主人公は受験という試練を克服する、そういう構造になっているわけですね。

和田　おっしゃる通りで、私としては受験という体験が、自己肯定感をはぐくむことに結びつくことを描こうとしたわけです。

島田　映画は基本的にそういう構造をもっていて、主人公は何らかの試練に遭遇し、それを乗り越えていく。試練は受験もそうですが、恋愛だったり、あるいは探偵ものなら、難事件になるわけです。試練を克服すれば、主人公は成長することができ、それはハッピーエンドになりますが、逆に、それに失敗する人間も映画では描かれます。反面教師のような意味合いがあって、そういう人間が描かれることで、試練を克服することの価値がよりいっそう強調されるようになってきます。そうした点について論じたのが、『映画は父を殺すためにある』（ちくま文庫）という本で、とくに映画では父を乗り越えるということが重要な課題として出てきます。だからこそ、『スター・ウォーズ』で主人公の真の敵が、その父親であったりするわけです。

こうした通過儀礼という観点は、いろいろと応用が可能で、和田さんのベストセラーとなった3冊の本で言えば、「60歳からやりたい放題」というメッセージが、それまでの窮屈な生活から脱していく段階。その後、「70歳の別れ道」というメッセージがありますが、それが老いに立ち向かう人間の試練となります。その試練を乗り越えることによって、「80歳の壁」を乗り越えていくという、まさに通過儀礼の構造を持っていると考えると、この3冊に大きな意味があり、今の社会における高齢者の課題が鮮明な形で示されたことになります。だからこそ、大きな反響があり、たくさんの読者が生まれたのだと思うわけです。特に年齢を重ね、80歳という壁を目前にしたとき、老いを受け入れるという和田さんのメッセージは重要なのではないでしょうか。

そのときに想定しなければならないのは、自分たちは介護を受ける立場になる可能性が高いということですね。終活という枠の中でどのような介護をしてほしいか希望を述べたりするわけですが、そこで大切なのは、介護してもらいやすい人になるということではないでしょうか。そう考えると、やはり人間は、年を重ねた最後の段階になっても、通過儀礼が待ち受けていて、その試練を克服することでさらに成長していかなければならないのではないかと思うのです。

和田　そうだと思います。

島田　成長するというと、子どもの時代、あるいは若いころというときの問題であって、それ以降になると、あまり必要とされない、そういうイメージがあるかもしれません。しかし、人間が生きていくということは、変化していくということでもあり、一方では、成長とは反対に、衰えていく、劣化していくということもあるわけです。

肉体的な面では、年をとれば、どうしても老いに直面しなければなりません。それが精神にも及んでいくと、自分はもう高齢者なのだから、どうしようもない、そのように考えがちになってきます。

しかし、昔から、「老成」ということばが使われてきました、これは、まだ年齢が若いのに大人びているという意味でも使われますが、一方で、老いて成熟する、あるいは老いて熟練する、熟達するという意味もあります。今、問題にしなければならないのは、後者の方で、たとえ年齢が上になっても、逆に言えば、年齢が上になったからこそ、新たな成長が求められるようになったのではないでしょうか。成長は子どものときだけあるものではなくて歳を重ねた後の成長という方向を目指さないと、特に介護されるという現実が先に待っている高齢者としては、いけないのではないでしょうか。ここちよく介護してもらえる人間になるには、どうしたらよいのか。それが老成の問題と深くかかわってきます。

老成と言ったときに、人間どこかで悟らなければいけないのではないかと最近考えています。長い間宗教について勉強し研究していると、「いい加減70歳になったらもう悟ってもいいんじゃないかな」と、自分のことも思うようになってくるわけですね。

「凡夫の悟り」を目指すときに捨てるもの

島田　最近になると、宗教の力というものが衰えてきています。日本で考えると、各宗教団体の信者数はバブルの時代がピークでした。宗教というと、「苦しいときの神頼み」という言葉があるように、人は苦難に直面したとき、それを求めるというイメージがあるかもしれませんが、現実はそうではなく、むしろ、経済が発展していて、将来に希望が持てるときに、宗教への期待が高まるんですね。

バブルの時代だと、初詣のとき、賽銭箱に１万円札が多く投げ入れられている光景が報道されたりしました。金を儲けた人たちが、もっと儲けたいと、気前よく多額の賽銭を出したわけです。葬儀が派手になり、高い戒名料を支払う人が続出したのもバブルの時代でした。

その後、経済がふるわなくなるとともに、宗教への期待はしぼんできました。それによって信者数が相当な勢いで減っている。高度経済成長の時代に急拡大した新宗教の場合でも、創価学会がその典型ですが、信者数が相当に減っている。その時代に入会した人たちが高齢化し、亡くなるようになり、逆に新しく入会する人がいない、そういう状況になってきた。一方で、経済がまだ発展している国では、都市化にともなって、都市的な新しい宗教がもてはやされるようになっています。

先進国では、日本に限らず、どこでも宗教の力は衰えていますが、そうなってくると、宗教というものが、非常に古いもの、古臭いものであるということが露呈してくるわけです。なにしろ、仏教が世界宗教としてはもっとも歴史が古いわけですが、それが生まれたのは今から２５００年以上も前のことです。その時代と現代では大幅に変わってきています。２５００年前には新しい教えとして魅力をもっていても、それだけの年月が経ってしまうと、現代には適用できなくなり、それで力を失ってしまう。キリスト教だって２０００年前に生まれていりますから、古い宗教であることに変わりはありません。

そうなると、今や、古い世界宗教の中身を見直すことが求められているのだと思うのですが、それぞれの教団では、大胆な改革も行われていません。仏教の場合、それは開祖である釈迦の悟りからはじまるもので、悟りが仏教の中核をなしています。その悟りが今、有効なものなのかどうか、それが問われているのではないでしょうか。

釈迦が悟ったというのはだいたい35歳くらいと、かなり若いときです。35歳の悟りを考えたときに、私は、その年齢で本当に深い悟りに至ることができたのか？　と思うようになりました。釈迦は、たしかに苦行をしたとも伝えられますが、それ以前には王子として何不自由ない生活を送っていましたから、社会経験、人生における経験というのはそれほど積み重ねていなかったはずです。

そうなると、本当に究極の悟りに達することができたのか、と私は疑問に感じるようになったんですね。人生経験を重ねていけば、いろいろな問題に直面し、それを乗り越えていかなければなりません。まさに、通過儀礼の機会を数多く体験するわけです。それによって、その人のものの見方に深みが出てくる。これは、誰もが経験していることかと思います。

そうした問題もありますが、では釈迦の悟りの内容とはいったいどういうものだったのか、それを推測してみました。仏教の用語に「凡夫《ぼんぷ》」という言い方があります。人間というものは凡夫である。凡夫は、仏教が問題にする煩悩というものを抱えながら生きている存在です。なぜ煩悩を抱えるかと言えば、さまざまな欲望があったり、他者と比べて優越感を持とうとするからですね。どんどんとそうしたものがわいてくる。それが凡夫です。

そうした凡夫としてのあり方を真摯にみつめ、こころの底から納得するようになると、人間というのはいかにバカであるかということに気づかざるを得ません。関西風に言えば阿呆ということですね。あらゆる人間は、もちろん自分を含めてということですが、バカである、阿呆である。年をとると、そのように感じられてくるわけで、釈迦はそのことを35歳の段階で悟ったのではないか。そのように感じられてきました。それが凡夫の悟りで、人間はどこまでいっても凡夫であると認識することが、悟りの内容になるのではないでしょうか。

釈迦に関する伝説では、釈迦は自分の悟りの内容があまりにも高度なものでありすぎたので、人々に説いても理解してもらえないと考え、そのまま涅槃《ねはん》に入って輪廻《りんね》の繰り返しから脱しようとしました。すると、インドの神様が、梵天と帝釈天ですが、その2つの神に説得され、説法をするようになった。しかし、釈迦の悟りは難しいから伝わらないのではなく、あまりに単純すぎるから、そんなことを説いても、納得してもらえない。そういうものだったんではないでしょうか。バカや阿呆となると、あまりにも馬鹿馬鹿しい内容だから、誰にも信じてもらえないということで、釈迦は入滅しようとしたのではないか。

けれども、70年も生きてくると、本当に人間はバカで阿呆だということがはっきりとわかるようになってきた気がします。

和田　なるほど。

島田　私たちは、この凡夫の悟りというものが、自分も阿呆であり、みんな阿呆である。だから、他人がやっていることに怒ってもしょうがないし、不満を抱いてもしょうがない。また、自分はしょうがない生き物であるから、何かいろいろと変な欲望を抱えている。私は最近、そういう認識に立つ必要があるのではないかと考えるようになってきたんですね。

和田　僕が凡夫の悟りとまで偉そうなことは言えないのかもしれませんが、おそらく50前後に、世の中に答えなんかないというふうに思えるようになりました。それなりに勉強していれば、僕の考えの方が他の誰かの考えより正しいと思ったり、医学的に見てもこういう生き方をしたらいいと思っていたり、答えを知ろうと思って勉強をします。

しかし、あるときに、「だけどやっぱり答えって後々コロコロ変わるし、いろいろな考え方を受け入れたほうがいいんじゃないかな……」と思い、勉強する目的がなんらかの答えを見つけることから離れていきました。

例えば、南京大虐殺ではいったい何人の人々が亡くなったのか。それは本当にあったのかという答えを知るのではなく、いろいろな説があるということを知るために勉強をするというふうに考え方を変えたわけです。

僕がメディアで断定的な物言いをしているように見えるのは、ライターの人がそのように書いていているからであって、私はわりと「こういう考え方もあるし、現在の統計的にはこうですよ。でも、それを受け入れるかどうかを決めるのはあなたです」と考えています。つまり、「検査データがこうだから、あなたはこの薬を飲みなさい」ではなく、「このデータが将来どんな病気をもたらすかというデータはいろいろあります。それについて僕はこう信じていますが、それに従うかどうかは患者さん次第です」という考え方です。昨今の医者のように、強制したり押し付ける気はありません。

凡夫という言葉を聞いて思ったのは、医者だろうが経済学者だろうが、自分が凡夫と思っていないということです。物事は自分の理屈通りにいくと思っている。ところが、理屈通りの健康法を実践しても、意外に統計データを取ってみると長生きできていない。あるいは、日本の30年不況にしても、経済学者が理屈通りのことを押し付けているにもかかわらず、人間には心があるから理屈通りにはいかないわけです。そうであれば、もう少し自分は賢いつもりだったけど、「実は世の中って理屈通りじゃないよね」と、ある種の悟りのようなものを感じて、やってみなければわからないという態度に変わったらどうかと思いますね。

つまり、経済政策一つ取ってみても、金融緩和とか財政出動とか、セオリー通りのことしかやらないわけですが、そうではなく、試してみないとわからないから、税金を上げる代わりに経費を思いきり認めたらみんながお金を使うようになるのではないかとか、相続税を思いきり上げたら高齢者がお金を使うようになるのではないかとかです。そういうことを言うと、経済学者たちは全否定しますが、試す前に答えは出ていないわけです。試してみたら実際に思ったよりうまくいかなかったとか、試してみたらお金持ちが外国に逃げていくということが起こるかもしれないし、逆に起こらないかもしれないのです。

島田　私は、朝日カルチャーセンターの新宿教室で、経済学者の水野和夫さんと、「世界経済史講義」という講座を1年間にわたって続け、それは、『世界経済史講義』という形でちくま新書から出ています。

そのとき、最初に、経済学の世界で序列があるという話が出て、水野さんがおっしゃるには、一番トップには理論経済学があり、最低なのが経済史だということでした。理論経済学をやっている人間は、経済学の世界では自分たちはエリートだと考えていて、自分がはじき出した理論値が絶対に正しいと考えているようなんですね。

それで、現実がそうした理論値どおりにはいかないと、理論値が間違っているのではなく、現実が間違っていると考えるようになる。しかも、自分たちがはじき出した理論値にもとづく政策が機能しないのは、それを一般の人たちが自分たちのことを信じないからだ、つまりは政府や日銀のやることを信じないから、うまくいかないのだと、そのように考えるというのです。この話には驚きました。

陰謀論を捨ててみる

和田　島田先生には大変失礼なのかもしれませんが、宗教と科学の違いを考えると、宗教はやる前から答えが決まっている。神様が決めた答えや摂理があります。

ところが、科学というのは実験してみないと答えがわからないものだと僕は信じています。そう考えると昨今の医者は、実は科学者ではなく宗教家じゃないかと僕は思ってます。血圧が高ければ下げなければいけないとか、一人ひとりに合わせるとかではなく、個々の話を聞く前から答えが決まっているわけです。ですから、人間が成長したかどうか僕もわかりませんが、「世の中は理屈通りにいかないな」ということはわかります。養老先生も口癖のように同じことをおっしゃって煙草を吸っておられる。

しかし、本当にそのような考え方に行き着くのは大切ではないかと思います。物事は自分が考えているように理屈通りになると思っているから、人に押しつけがましくなるわけです。そうすると、島田先生のおっしゃるところの、介護したくなくなる人になるわけです。逆に、「それもあるよね、あれもあるよね」とニコニコしている人は介護してあげたくなるじゃないですか。

島田　よく聞く話ですが、まだ高齢になっていない段階では、ものすごくいい人だったのに、年齢を重ねるととんでもなく頑固な人に変わってしまい、周囲がもてあます困った人になってしまうケースが少なくないということですね。また、ネトウヨとかネット左翼になってしまう。そういうケースもかなりあるようです。

和田　最近はネット環境を上手に使える高齢者が陰謀論にすぐはまるという話を聞きます。陰謀論が高齢者の間で流行っているのでしょう。

島田　どうしてそうなるのかと思うわけですが、それは世の中の問題を一つの解答や一つの理論で解決できるというか、世の中を陰謀論の目で見ることによって、あらゆることが自分でも簡単に説明できるというふうに信じ込んでしまう。

和田　そうなんですよね。

島田　それは老化したということなんでしょうか

和田　老化だと思います。やはり前頭葉という場所が衰えてくると、ある考えに取り憑かれたときに他の考え方を受け入れたり、他の発想に思考を切り替えたりできなくなりますから、変化への対応力が悪くなると考えられています。実は惚けて人間の脳の海馬が変化し、記憶力が落ちるのは、70代後半から80代の話です。ところが前頭葉というのは40代、50代から衰えます。

そうすると、次第に意欲が落ちてくるし、物事の考え方の切り替えがすごく悪くなります。クリエイティブでなくなることは、わりと早い時期に起こります。

そこから日本の教育の問題を考えるのですが、日本の学校では、「正しい答え、正解があるよ」という教育を長期間受けるわけです。つまり、日本では初等・中等教育はもちろんそういう教育環境です。ところが、欧米でも次第に基礎学力が大事だという考え方になり、日本型教育を初等・中等教育に取り入れ始めているのです。

しかし、高等教育になると欧米と日本では状況はまったく異なります。日本では教授の言った通りのことを書いた学生が「優」をもらえるわけです。ところが、欧米では教授の考え方に意見したり、議論を吹きかける学生の方が優秀とされるわけです。そうすると、例えば池上彰さんのような信頼性の高い人が何かを解説した際に、欧米の中卒、高卒の人は「そうだったのか」と言いますが、大卒の人は「そうとは限らない」とか、「あなたのその考えは決めつけだ」、「他の可能性もあるだろう」と言ってきます。

日本の場合は中卒、高卒、大卒、院卒、博士まで全部「そうだったのか」となります。その意味で日本人というのはそういう教育を受け会社に入ってからも、上司や会社の言っていることを素直に聞く人間が出世するというシステムと思われています。それで社会人になっても前頭葉を使わない。学生の頃から前頭葉を使わないできた上に、50代になり前頭葉が縮み出すのでさらに思考力の低下や変化への対応の仕方などがひどくなるということだと思います。

同じことを繰り返さない

和田　前頭葉が衰える環境の社会では前例踏襲が当たり前になります。前頭葉が衰えてくるときの初期兆候として見られるのは、前頭葉を使わないといけないような変化を避けるために行きつけの店にしか行かないとか、同じ著者の本しか読まないなどがあります。つまり先が読める方が安心なのです。前頭葉が働いている人は変化に対応力がありますから、先が読めないものを楽しむことができる。ですから行ったことのない店に行こうとか、いつも右翼の本ばかり読んでいるから、今日は左翼の本を読んでみようとか変化を受け入れるわけです。

島田　そういう人はなかなかいないですね。前頭葉は、60代よりもはるかに前の段階から鍛えた方がいいでしょうね。

和田　鍛えるために海外では高等教育があるわけです。つまり海外の教育では、初等、中等、高校までは基本的に叩き込み教育です。そして大学になったら答えを疑う、いろいろなことを考える、アサーティブネスと言って自己主張ができるようにするなど、前頭葉を使えるようにするトレーニングが高等教育だと思われています。欧米型教育の典型例は、たしかに入試面接を重視します。日本もその猿真似をしますが、日本の入試面接とオックスフォードやハーバードの入試面接の一番の違いは、日本の入試面接は教授がやりますが、海外ではアドミッションオフィスの専門官が入試面接を行います。実際教授に入試面接をさせると、教授の言うことを聞きそうな学生ばかり合格し、ますます前頭葉がダメになっていくわけです。

教授に意見しそうな学生を合格させないと、学問は進歩しないというのが欧米の考えです。ですから、日本は教授に逆らうことなどが起こっていません。そのようなやりとりがありませんから、前頭葉がダメになり、もともとダメな前頭葉が年をとってさらにダメになっていく。

ですから、自民党政権が長く続いた一つの大きな理由は、自民党にはたしかに腹が立つけど、今より悪くなりたくないという現状維持を望む感覚があるからです。それが前頭葉のダメな人の典型的な思考パターンです。そして現状維持でみんな安心していますが、中国や韓国など世界は進歩し成長しているわけですから、現状維持ということは相対的には衰えているということになります。

島田　以前の日本の社会はそうではなかったと思いますが。

和田　そうですね。もう一つ大切なことがあります。現状維持を望む日本社会も、ガラガラポンという大きな混乱が起こると結構いいのです。例えば明治維新でたちまち欧米先進国に追いつくということもありましたし、第二次世界大戦で負けたときにはスタートラインが再リセットされました。あのように大きな出来事があるといい。しかし、長い間平和な時代が続くと、現状維持が好きな日本では世襲社会になってしまうんです。

世の中は不変だという考えを捨てる

島田　水野和夫さんとの「世界経済史講義」の講座をやって気付いたことなのですが、第一次世界大戦、第二次世界大戦でドイツは二度負けているわけです。日本は一度ですが、戦争に負けた国がどうなったかというと、負けた国の方が戦勝国より経済的に発展している。成長する力を持っていくという不思議なことがあるということを発見しました。まさにガラガラポンが一度起こることによって社会は当然変わっていくわけです。

和田　少なくとも世の中が大きく変化すれば、当然前頭葉を使わざるを得ないわけです。それまでは「天皇陛下万歳」とか「軍部万歳」、「鬼畜米英」と言っていた人たちが、ある日を境に、「ギブ・ミー・チョコレート」と言うようになるのですから。そのような大変化によって多くの人たちの心理も変わります。例えば田原総一朗さんがよく言っています。「私がお上や政治に不信を持つようになったのは終戦を経験したから」といった内容のことをおっしゃいます。その通りだと思います。そのようにして権威に疑問を持つことも大事なわけです。

それから、ガラガラポンの大変革が起こることで頑張れば偉くなれるとか、いわゆる身分の差をひっくり返すチャンスが生まれます。それまでの世襲がひっくり返り学歴社会という形になるわけですが、少なくとも大変化に対応することで夢が持てます。もちろん大変革は前頭葉に良い。創造的に物事が進みます。明治維新もそうです。

島田　大変革が起こるような機会が無くなったのか、そういうふうに捉えられなくなったのかはわかりませんが、例えば１９７３年に第１次オイルショックがありました。あの出来事によって高度経済成長というものが終わり、それから日本社会は大変なことになりました。しかし、その後日本はもう一度立ち直り、バブルまで発展していったわけです。

和田　１９７３年はまだ戦後を引きずっていたと思います。あのとき、僕たちは時々大きな変化とともに、このように世の中は変わるんだということを覚えたのだと思います。

第5章

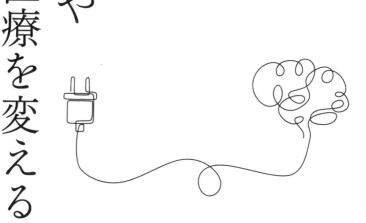

ＡＩが既存の組織や
社会通念を変え、医療を変える

医者の仕事は安泰といった感覚を捨てる

島田　現代という時代は、いったいどちらの方向に向かおうとしているのか、それがわかりにくい状況になっている気がします。私が子どもの時代だったら、経済が発展し、科学が発達していけば、明るい未来が来ると、そう考えていた人が少なくなかったと思います。まさにそれが、1970年の大阪万国博覧会に結実したわけですね。

では、現在の私たちの目前に現れるであろう大きな変革というものとして、和田さんはどういうことが重要とお考えでしょうか。

和田　それには2つあると思います。1つはAIやITなどでしょう。それらによって世の中が大きく変わると思います。しかし、AIやITがあまり革命として受け止められていないような気もします。日本人の感度が低いのかもしれませんが、日本はいつの間にか東アジアで国際競争力や一人当たりのGDPも最低レベルの国になってしまいました。かつて戦争に負けたときと違い、僕たちはもう負けているのに気がつかないんです。

日本人は今、ガラガラポンの大変革が起こっているとは思っていないのではないかと思います。僕はAIにものすごく期待しています。まず1つはITと違い、AIはこちら側が口頭で命令したら言うこと聞いてくれますから、何かをやりたいと思ったときも僕たちがそのやり方を覚える必要がなくなります。そうしてＡＩの時代になると少なくともこれまでの教育がほぼ通用しなくなります。例えば、現在の医者は検査データと画像データだけをもとに診断と治療をしていますが、それでは将来的にＡＩに勝てるわけがありません。

その中で人間がもしＡＩに勝てるとすれば、相手の顔色を見る、ＡＩでは気がつかないようなことに気がつく、さらにＡＩより上手に安心感を与えてあげるような説明をするといったことです。そういう人間的なコミュニケーションスキルの低い医者は多分生き残れないでしょう。

島田　私の知り合いのエコー技術者で臨床検査技師の高渕《たかぶち》維斗《いと》さんという方がいるのですが、彼女にエコーで内臓を検査してもらったときに、「内臓がきれいですね」と言われたんです。今までそんなことを言われたことがなかったので、「内臓がきれいっていったいどういうことなの？」と彼女に質問したのがはじまりで、いろいろと話をするようになり、だったら本を書いてみないかと提案したんですね。それが、『内臓がきれいになる自分の整え方　「感情習慣」が病をつくる』という本になって講談社から刊行されていますが、彼女のすごいところはエコー技師として15万人くらいの内臓を診ていることですね。しかも、エコー技師は通常であれば部位ごとに専門が分かれているのですが、彼女はどこでも診れる。

ですから経験豊富なわけですが、その彼女が言っていたのは、最近のエコー検査というのは、解像度が非常に高くなり、以前はわからなかったようなことがとても良くわかるようになったと……。しかも、国産メーカーが開発したエコーの機器にはＡＩが組み込まれているので、ＡＩが診断までしてくると言っていました。「そうなると、私たちは廃業ですね」と言っていました。こうしたところに示されているように、ＡＩによって仕事の内容も大きく影響を受けるわけですが、大きな変化が私たちの生活に押し寄せているという印象ですね。

和田　医療の現場などもおっしゃる通りだと思います。ありとあらゆることがＡＩで代替できるようになります。例えば弁護士さん一人とってみても、要するに判例をいくつ知っているかは大事なことです。そうなると、データベースの塊のようなＡＩには勝てません。

島田　膨大な情報をたちまち検索できるわけですからね。私は、ここ20年ばかり、もっぱら本を書く仕事をしてきましたが、今は、ＩＴ技術が発達していて、机に座ってインターネットで検索すると、相当な量の情報にアクセスできるようになりました。

これは、私が大学院の院生として勉強していた頃と比べると、飛躍的以上の進歩ですね。なにしろ、その時代にはコピーすらなかったわけで、ゼミの発表でレジュメを作るというときにも、製図に使うような青焼きを使っていたくらいです。ワープロが出たことは画期的で、当時は相当の値段がしましたが、すぐに買いました。私が買ったのは、液晶の文字が8字しかなく、データはカセットテープに記録するというものでした。それでも、「すごい」と思ったわけです。これ検索ということでは、今は、世の中にどんな本があるのか、たちどころにわかります。

も画期的で、あるいは最近になると、国立国会図書館が資料をデジタル化していて、それも相当程度使えるようになっています。こうした進歩がなかったとしたら、とても私は本を書くことで生活を成り立たせていくことはできなかったかもしれません。

ただ、生成AIというものが出てきて、文章をはじめ、いろいろなものを手軽に書けるようになってきているわけで、そうなると私のような仕事も、将来においては不要になっていくのではないか。エコー技師と同様に、作家も廃業になるのではないか。そんな気もしています。

和田　例えば宅配便のドライバー、道路工事の現場などはロボットに置き換わるということはわりとみんながそう思っていて、それらの仕事に携わる労働者は機械に勝てないと思われていますが、弁護士や医者など、自分たちは専門的な仕事をしていると思っている人たちが、仕事を失うところにいることがわかっていません。ですから、医者も医療の本質的な立ち位置に戻らない限り僕は生き残れないと思います。つまり、聴診器をあてることであれ何であれ、患者さんを安心させるとか、勘みたいなものを研ぎ澄ますとか、患者さんの具合が良くなったら一緒に喜んであげるとか、そういうところに立ち戻らなければならないのではないでしょうか。

悟りを開いたAIに勝てない部分は譲る

島田　エコーの解像度が上がったというところに話を戻すと、私は高渕さんからその話を聞いて、「エコー検査の機械が悟りを開いた」のではないかと、そう答えたんですね。解像度が上がるということは、それまで見えなかったものが見える、わからなかったことがわかるようになったわけですから、要するに、クリアーに物が見えるようになった。それは悟りに近いものではないか。機械の方が悟りを開いたんだとしたら、それを操作する人間の側は、今度は自分たちの方から機械の能力に近づいていかなければならなくなった。機械の進歩を否定するのではなく、そうした進歩にどう対応していくかを考えなければならなくなったような気がするんですね。

和田　その通りだと思います。ＡＩに勝てない部分はもう素直に譲るしかないんです。譲った代わりに僕たちがＡＩと違うところはどこかを考える。ＡＩに病状を説明されても安心できないけれど、僕が説明したら患者さんは安心するとかです。それから、ＡＩが気づけないような変化に気づくといった勘のようなものを大切にする。「あなたは、これで苦しんでいるんですよね……」と言ってあげられるとかです。そういうものを磨かなければいけないのに、今の医者たちはみんな愚かです。特に医学部の教授になるような人間は考えが足りない人たちばかりです。前頭葉がダメな人たちばかりですから、いまだに古い医学モデルに固執しています。そうして固執すれば固執するほどＡＩに勝てなくなるのです。

島田　現在の教育システムや教育の状況では、要するに入試の成績のいい人が医学部に行くというパターンですよね。そもそもそこに大きな問題があるような気がするんですが。

和田　今ほど国民の学力が下がってしまうことは問題があると思います。基礎学力はある程度必要です。昔の日本は中卒や高卒の人たちが世界で一番賢かったわけです。中卒の人でも二次方程式が解けるとか、高卒の人でも微分・積分がわかるなど基礎的な学力が異様に高かった。これらは海外ではほぼありえません。

島田　アメリカでは英語もできないと言われていますね。ハーバード大学でさえ、新入生向けの英語の授業があるという話を昔聞いたことがありました。ハーバードに合格する優秀な学生であっても、英語の読み書きをするという基本的な能力が備わっていない。このことを知ったときには、日本の方がはるかにましではないかと思ったんですが、今は日本でも同じような事態になっているということですね。

和田　アメリカは普通に計算のできない人たちが当たり前にいる国です。ところが、日本も大きな問題を抱えています。なんといっても少子化です。少子化の結果、受験者数が減少していきます。その結果、いわゆる入学定員の２倍の受験者数がいない、全員合格のＦランク校が増えていきます。入学試験で合格した後に他の大学にいく人もいますから、受験者のほぼ２倍の合格者が必要なのです。そして名前を書くだけでも合格するＦランと言われる学校が増加します。出生数は団塊の世代が生まれた昭和20年の直後には年間２７０万人ほどいましたが、近年は80万人より少ない数です。それにもかかわらず大学の定員は早稲田などでもむしろ倍に増えています。そのような事情で普通の計算ができない人たちがかなり早慶とかにも入っているわけです。

普通の計算ができない人が増えると日常生活でも困ることが起きます。ある程度の算数ができないと、例えば医療従事者の場合には、点滴をする際に体重に対してどのくらいの薬剤を使用するかを間違えるケースが考えられます。簡単な計算ができない人のもっとも怖いところは、1桁間違えても気がつかないということです。そうして体重に対する薬剤の量を間違えてしまう。そうすると患者さんは死ぬんです。計算ミスをしても、枝葉末節なところを間違えている間はいいですが、普通、計算ができる人は桁を間違うと「これは桁が違うな」と気がつきます。ところが、計算のできない人は桁が違っていても気がつかない。ただし、AIの時代になるとそのミスをAIがチェックしてくれるので、もしかしたら計算できない人たちが医療に従事していても問題無くなるかもしれません。

島田　それは恐ろしい話ですね。私たちは、医者というのは頭脳明晰で優秀な人たちだと考えていますが、必ずしもそうではないということですね。

世界を単純化することを止める

和田　日本の大人たちはまだ気づいていないかもしれませんが、とにかく一番大きな問題は少子化だと思います。それに加えて子どもの学力低下が、想像を絶するレベルになっています。大人もそうですが、子どもも本を読まなくなったから本が売れないという話はよく聞きます。新聞も読まれなくなったので新聞も売れなくなりました。僕は昔からネットでブログを書いていましたが、その際には、「和田さんのブログは文章が長いですね」と文句を言われるようになりました。

つまり、今の子どもたちはネットの見出しのような文字数のものしか読めなくなっている可能性が高い。長い文章を読むことができない人たちが異様に増えているように思われます。私は15年ほど前に東京書籍という教科書を販売している出版社に依頼され、物理の先生たち5〜6人と一緒にわかりやすい物理の参考書を作ることになりました。その際、成績が上位半分の学校の先生は問題ありませんでしたが、逆に成績の悪い学校の先生はおおいに嘆いていました。彼らが言うには、昔の高校生の物理がわからないということは、問題がわからないとか式が立たないということでしたが、今の高校生の物理がわからないという意味は、物理の問題の文章の意味が読み取れないというふうに変わったというのです。そのことは僕もわりと感じていました。受験生向けに志望校向けの受験計画を作成する通信教育の事業をやっていて、わかりやすい参考書を生徒に紹介するのですが、その参考書の文章を読めないと講師の先生方が嘆いていました。
　先ほど、僕はアメリカ人の中には英語を読めない人がいると言いましたが、同じレベルの人が日本の中でも2割か3割はすでにいる社会になっているのが現実ではないでしょうか。
　さらに驚くべきことですが、最近は東京都内などのコンビニで働いている人たちに中国人や韓国人が増えています。中国人や韓国人は安く雇用できるのかと言えばそうではありません。法律で時給は同じでなければならないから日本人でも他の国の人たちでも給与は一緒です。それではなぜ日本人ではなく中国の人たちや韓国の人たちがコンビニで働いているのでしょうか。もちろん簡単に言葉が通じた方がいいとも思います。しかし、どうやらコンビニの機械やオペレーションは意外に難しいので日本人の大学生や高校生にはコンビニの仕事は困難だということを聞きました。
島田　それは厳しいですね。
和田　レジをする前にお客さんの年齢などいろいろなものを打ち込まないといけないらしいのです。それができないんだと……。
島田　近頃は中国や韓国の人たち以外の国の人も大勢います。
和田　そうです。それらの国々の人は最初にレジに打ち込むルールがあると言われたらできるのに日本の人はできないと。

島田　それは老化を受け入れないことと一緒ですね。日本の社会はそのような重大な事態をまったく受け入れていないですね。そもそも、そうした危機の認識さえない。

和田　おっしゃるとおりです。悟りじゃありませんが、現実を受け入れることはとても大事だと思います。ただ、もしかするとAIの時代になった結果、実作業はできなくても、おしゃべりは誰でもできるわけですから、口頭の命令をAIが解決してくれる可能性もあります。ですから、例えばこれからは英語を勉強する必要がないと言うのはほぼ間違いありません。しかしながらこれからの問題は英語を翻訳する前にどの程度の国語力が必要なのかがまだわからないということでしょう。

島田　コミュニケーションということで言えば、やはりスマホの発達によって、誰もが文章を書いています。特に短い文章に関して言えば、皆さんものすごく書いているわけです。こんなに文章を書くようになったのは、有史以来初めてではないでしょうか。

和田　おそらくそうですね。短い文章で自分の感情を簡単に表現することができるようになりました。その行為が前頭葉に関係するかどうかまだわかりませんが、世の中があまりにドラスティックに変化するとその簡単な行為を繰り返していた前頭葉がついていけないというか、世の中の変化に対応できなくなる人が多く出てくると思います。その人たちは簡単に答えのあるものに飛びつくと思います。特にSNSの中などでです。その中で今後は意外に宗教に依存する人が増え、宗教が流行るのではないかとも思います。

カルトな宗教に飛びつく人たちの理由も、そこには答えがあって安心な世界だからだと思います。イスラム教徒の人たちは、すべてはアラーの神が決めると思っているので。そういう意味では楽なんだと思います。

島田　イスラム教の教えに定命ということがあることについては、すでにふれました。この世界で起こることは、どんなことであっても、それが人間にとって良いことでも、逆に悪いことでも、すべては神が決めたことであって、そこには意味があるという考え方ですね。

しかし、神は、まあ膨大なイスラム教徒を相手にしているということもあるんでしょうが、その意味がどういうものかは説明してくれないわけで、人間の方で考えるしかない。神はブラックボックスに入っているようなものになるわけですが、ＡＩの方も、その仕組みというのがわからない。中身がわからない点で、やはりブラックボックスなんですね。

特にディープラーニングということをＡＩがやるようになったことで、勝手に情報を集めて、勝手に進化していくので、人間にはどうなったかがわからない。ブラックボックスである点が、これまで人間が発明してきたものに比べて、ＡＩの格段に違うところですね。そこに、ＡＩというものをどうとらえていいかの難しさがあるわけです。

そうなると、コンピュータなど使ったこともない高齢者には、いったい何が何だかわからない。その感覚が強くなってくるわけです。イスラム教だと、イスラムというのは神に絶対的に服従するという意味になるわけですが、ＡＩに従うしかない。その判断が正しいかどうかを評価できないまま、それを受け入れるしかないという、そういう状況になってきているわけですね。

今は、カルト宗教というよりも、陰謀論にはまる人の方が多くなっています。ひとたび、世界は陰謀によって動いていると思い始めると、そうした情報ばかりを集めてくるようになり、ディープステートの存在などを信じています。イギリスの元首相なども、そんなことを言っているわけで、陰謀論者は膨大な数になっています。

もちろん、人類の歴史を考えてみれば、実際に陰謀を働く人たちがいて、それによって世界が動いてきたということもあるわけですから、一概に陰謀を否定はできません。ただ、あまりに世界が複雑になったがゆえに、陰謀ということで世界をとらえたくなってくる。厄介な時代になったものだという感覚がありますね。

現役の頃の地位や既得権を捨てる

和田　ＡＩ誕生後の世界は僕たちが考えている以上にドラスティックな革命が起こりそうな気がしています。先ほど言ったように、医療従事者ばかりか、あらゆる知的職業も廃業になるかもしれません。仕事も失われ高齢化する社会になると、これからの時代は島田先生がいみじくもおっしゃいましたが「介護してあげたくなる高齢者にならなければいけない」と思います。僕はたくさんの高齢者を見てきましたが、若い頃、年下の部下に威張っていた人などが年をとって意外とみじめな思いをしています。やはり自分より下の人をかわいがっていた人にはお見舞いが多いといった様子も見ていましたし、憎たらしい高齢者は介護もされないというのも見てきました。その僕もまだまだ偉そうなのかもしれません。悟りほどではありませんが、比較的人に優しくできるとか、あまり威張らないという態度はそれらたくさんの高齢者の姿を見て身につけてきたと思います。

島田　教師と医師は認知症になる人が多いと聞いたことがあります。以前、先生同士の懇親会の席で聞いた話ですが、校長先生は退職するとすぐに亡くなってしまうということでした。退職するまでは、「校長先生」と言われて、あがめ奉られ、自分でも自分は偉い人間なのだと考えていた。ところが、校長先生という地位から退いてしまうと、そういう機会がなくなってしまうので、自信喪失の状態になって、それで早く亡くなってしまうんだというんですね。そうした話をしている教師たちの方は、校長から日ごろ命令される立場にあるので、「ざまあみろ」という気持ちなんでしょうが、年をとってからも自分を肯定してもらえる環境にあるということは相当に難しいんだと、そのときは思った次第です。

ただ、認知症になったとしても、周囲に肯定的に受け入れられるということもあるようです。阪神タイガースのファンで、野球のことや芸能関係、特に歌舞伎の評論などをされている作家で編集者の中川右介さんという方がいらっしゃるのですが、その中川さんがSNSで日記を書いていています。お母様が認知症になってからはじめたようで、母親の状況を日々綴っているのですが、お母様は認知症ですからいろいろなことをすぐに忘れてしまうわけです。しかし、施設に行ったり入院したりすると、彼女はすごい人気者になるらしいのです。ですから、退院するときに看護師さんや介護士さんに快く送り出してもらえるということなんです。

このように、認知症ではあるけれど、本人は快適な生活を送ることができる。彼女がどのようにして施設の中で人気者になることができたのかを知りたいところですが、中川さんは、施設のなかの母親の姿を追っていないので、それはわかりません。ただ、人とのコミュニケーションをうまくとることができるかどうかが最終的には一番ものを言うのかと思いました。

和田　とはいえ、これからAIにロボット技術が組み合わされると、命令すればご飯も作ってくれる、洗濯もしてくれる、風呂にも入れてくれるといったことが可能になるでしょう。AIによるコミュニケーションも進みます。現在のチャットGPTでもものすごいのですが、我々が話しかけるとしっかりした答えをしてくれます。そうすると、AIが相談相手にもなってくれますし愚痴も聞いてくれます。しかも、声はロボットのものではなく、福山雅治の声にすることだって可能です。もっと言えば3Dプリンターを使えば、ロボットを北川景子の顔にすることもできます。そうなったときに北川景子や福山雅治の歌や声でご飯も作ってくれて、介護もお風呂もサポートしてくれた上に洗濯も掃除もこなしてくれるようになる。子どもを頼りにしないとか、奥さんを頼りにしなくてもよくなるのです。そして、家族や近しい人たちに介護されたり、介護するときに顔を見に、会いに行きたくなるような高齢者でなくても、自分一人で完結することができる時代がそれほど遠くない将来に実現するわけです。それは僕たちが考えているより早いと思います。おそらく現在の技術の進歩の速度でいけば、これから10年とか20年で可能になるのではないでしょうか。

島田　現代社会ではいろいろな技術があちこちで活用されていますが、実際にその現場で接しないとなかなかわからないこともあります。例えば入院などをすると、そのときに医療がずいぶん変わっているということがわかりますね。私は大病したときと、その後鼠径ヘルニアで入院したことがあります。2度の入院の間には10年の歳月が流れていますが、その間に病院の環境を見ていてすごく変わったことを実感しました。

例えば大病したときには電子カルテのようなものはなかったのですが、すっかり電子カルテになっている。そういうことから医療の世界もものすごく変わっていることがわかります。それは目に見える部分ということで、目に見えないところでは、より大きな変化が起こっていて、技術が革新されることで、それまで治らなかった病気が治るようになってきたということは多々あるんでしょうね。

和田　ところが残念なことに、医者の世界を見回してみると、技術は変わっていますが、医者の考え方が変わっていません。おそらく20年か30年ほど前から心電図は機械が読んでいます。医者が心電図の波形から異常を読まなくてもいいのです。レントゲンなどもそうです。それからエコーも同様です。現実はそのように技術が進歩しているのですから、医者も「俺たちの仕事はなくなるかもしれない」と思わなければならないのに、医者たちはあまりそう思っていません。

島田　それで、これから医者はAIと戦うんでしょうか。

和田　将来的にAIの方がはるかに正確な診断ができたとしても、医師会などが絶対に抵抗勢力になるでしょう。AIの結果に加えて医者のサインがないものは診断結果として認められないなど、最後は医者が診断したことにするということになるのではないかと思います。既得権益がありますから簡単にAIが取って代わるということはないと思いますが、欧米など、特にアメリカは医者不足ですから、一気に機械化が進む可能性があります。アメリカではナースプラクティショナーという仕事を作り、看護師さんが簡単な診断や検査、注射はしていいということにしたら、かなり普及しました。アメリカには日本医師会のような組織がありませんから、

ＡＩ化できるところはすべてＡＩ化にしようという話になれば、雪崩を打ったように医療の世界が変わると思います。

島田　地方など医療環境を十分に整えられないとなると、そのようにＡＩを導入せざるを得なくなるでしょうね。

和田　地方ではどうしても必要になると思います。オンライン診療などＡＩ化を進めた方がいいのではないでしょうか。

科学に頼り切ることを止める

島田　そうなると医療の世界が変わっていく可能性は大きいということでしょうか。

和田　それはどうでしょうか。オンライン診療はすでに解禁されました。しかし、解禁したことは実は恐ろしいことなのです。オンライン診療のデータセンターのようなところで血液検査を行い、その結果を解析して診断し処方箋も出してくれる。そのようにＡＩを使えば、１人の医者が１日５００人ぐらい診察できるわけです。

クリニックで患者さんを１分診療することは無理ですが、オンライン診療の環境があり、診察と診断をすべてＡＩに任せます。医者はただ診断書や処方箋にサインをするだけの係になる。僕も日大にいたとき、１日に１００個ほどハンコを押していましたが、部下がなんでも仕事をしてくれるのなら、結局、常務理事という仕事はハンコを押すだけのものになります。全体の細部の実態を理解することができなくなります。ハンコを押すだけの管理職とか、社長がいると聞いたことがありましたが、それは本当なんだ（笑）と思いました。しかし、物事は考え方次第です。オンライン診療のクリニックに雇われている医者に、ＡＩのミスを見つけるレベルの人はまず雇われないでしょうから、申し訳ないのですが、一日中ハンコを押し続け「一日に５００人の患者を診たから、あなたには50万円の給料を払います」といった割のいい仕事にはなるのではないでしょうか。

島田　天皇の国事行為のようなものですね。天皇は何事かを決めるわけではありませんが、「御名御璽《ぎょめいぎょじ》」というハンコを押す。実際には、ハンコがとても重いので、天皇自身は押さないんですが。医療の現場もそのような方向に向かっているということですかね。

和田　そうだと思います。実際に医者がハンコを押すだけの立場になったときに医者には健康の見方として、これまでとは異なった人間ならではの要素が加わってくるかもしれません。ＷＨＯなどが健康の定義として、「フィジカル」、「ソーシャル」、「サイコロジカル」という項目が「満たされている」ことと定義をしていました。それに対してイスラム教の人たちが「スピリチュアルも入れてくれ」と言っているわけです。つまり、「フィジカル」、「サイコロジカル」、「ソーシャル」、「スピリチュアル」に満たされている状態を健康とすると……。スピリチュアルは日本人にとってもっとも関係ないように思いますが、今後ＡＩが進歩してくると、人間が人間たるを得るために必要なものは何かを考えたとき、スピリチュアルなものが結構大事になってきそうな気がするのです。

島田　スピリチュアルを日本語に訳せば、「霊的」となります。霊ということについては、むしろ日本では昔から強い関心が払われてきて、霊の力や働きということが注目されてきました。ただ、その場合の霊は、「先祖の霊」だったりして、人間に祟って、悪いことをするものであると受け取られてきました。先祖の祟りというわけですね。

ただ、今言われているスピリチュアルというものは、そういうものではなくて、人間の精神の奥にある、深い精神性をさしていると思われます。ユングの心理学では、無意識ということを問題にしますが、むしろそうしたものがスピリチュアルになるわけですね。そして、ユングの考えでは、個人の無意識の根底に集団的な無意識というものが想定されていて、深い精神性は人類全体に共通するものであるととらえられています。では、その集団的無意識とはどういうものなのか。それが問われているということだと思うのですが、日本の場合には、むしろ強い同調圧力が生まれやすい土壌があると思うんですね。横並びの共同体意識とでもいうんでしょうが、自分では判断せずに、大勢に委ねる、そうした部分があるような気がして、その点は少々怖いですね。

コロナのときは、みんながワケのわからない状況になったわけですが、結局、感染を防ぐためのコロナ対策はどうしたのかと言えば、三密を避けるとか手指消毒をする、マスクをするということでした。それは、対処療法であって、感染症に対する根本的な対策にはなっていなかった。もし、マスクで感染がおさまるなら、マスクをすることが強く奨励されていたときに、感染はおさまっていたはずです。ワクチンについては、さまざまな議論がありますが、少なくとも多くの人たちがワクチンを接種したことで、コロナが消滅したわけではない。逆に、対策をしたがゆえに別の感染症にかかりやすいということが起こったとしたら、結局、私たちは何をしてきたのかということになりますね。

私は大学院の博士課程に進学したときに、修士課程で研究していた共同体、コミューンの研究に一区切りがついたようになってしまい、研究テーマとして何を選べばよいかで迷っていた時代がありました。その時代に、一つ考えたのが、「医療宗教学」というアプローチで、医療と宗教は病を治すことに力をいれてきた点で共通性があるので、その点を研究してみようとしたわけです。そのため、医学部の図書館に通って、論文をコピーしたりもしたんですが、結局はものになりませんでした。

ただ、その時代に医学のことも勉強したので、コロナが流行したときには、そうした現象に興味を持ち、疫病と宗教、疫病と人間との関係を改めて考えてみたりしました。近代の医学が発達する上において、細菌やウイルスの発見は極めて重要で、それによってそれまで無力だった西洋医学が自信を持った、つまり感染症の原因を突き止め、治せるということで自信を得ることができたという面があったと思います。しかし、その自信が、今回の出来事では相当に揺らいだということでもあった。だから、ワクチン頼みにもなったわけですが、果たして感染症対策は正しいものだったのかどうか、本当はそこを問い直さなければならないですね。

血圧や血糖の正常な数値信望を捨てる

和田　実は今、劇症型溶連菌感染症というものが流行っています。決して多くの感染者数ではありませんが、1年間に100～200人の方々が亡くなるという現象が起こっているわけですが、その際に思ったことは、やはり日本の医者はバカだと思いました。テレビに出ていた医者が、「どうして劇症型溶連菌感染症は増えたんですか?」と聞かれ、「コロナの頃はみんな手洗いやマスクをしっかりしてたけど、5類に移行になり油断してそれらを行っていないから、劇症型溶連菌感染症になる」と言っていました。でも、コロナが発生する前に街の中でいちいちテーブルをアルコールで拭いたりしていませんでした。マスクもみんなしていなかったわけです。もちろん、コロナ以前の頃に劇症型溶連菌感染症の流行はほぼなかったわけです。ですから、コロナが一段落してコロナ対策をみんなが緩めたからではなく、コロナが流行したときに清潔にしすぎたからかえって免疫力が落ちているという話の方が納得がいきます。昔、藤田紘一郎さんという寄生虫学者が「清潔はビョーキだ」と言っていましたが、やはり清潔であることの方が僕は人間の免疫力を落とすと思います。

島田　そのように、劇症型溶連菌感染症がコロナに代わって流行しても、新しい感染症に対してどのような対策をするのかというと、結局、手洗いをして、マスクをするといった方向でしか医者がアドバイスできないわけですね。

和田　偶然NK細胞の名付け親と言われている奥村康さんという免疫学者と仲良くしているのですが、奥村さんに言わせれば、「コロナ自粛によって免疫力を下げることばかりやっている。外に出ないとか、運動をしない、それから人と喋らない。しかも家の中にばかりいると粗食になる。免疫力に悪いことばかりだ」と。日本の感染症学者たちが専門家会議のときに、免疫の話をほとんどしていません。コロナが流行るまでは、冬場になるたびに「ビタミンCを摂ろう」とか、「栄養をしっかり摂りましょう」、「軽い運動もしましょう」と、風邪にならないために免疫を上げることを言っていたのです。ところが、コロナになった途端に免疫を上げる話は一切出てこない。

島田　まったく無くなりましたね。

和田　人間の免疫力を上げなければならないときに、どうして専門家会議の中に免疫学者が入っていないのかも不思議です。そしてワクチンだけが唯一の免疫のように言いますが、ワクチンとはどういうものかというと、インフルエンザであろうと他の病気であろうと、病気にかかるとB細胞という免疫細胞が抗体を作れるようになります。ところが、ワクチンはその病気にかかったことがないのに、B細胞に学習をさせて抗体を作るようにさせることができる。それがワクチンのメカニズムですが、B細胞が年をとって役割を十分に果たさないと抗体を十分作れないので、ワクチンを打ってもあまり効果がありません。それがワクチンを打っているのに大量の死者が出た原因です。

結局、ワクチンは万能ではありません。免疫力そのものを上げないことには、ワクチンを打ってもそれほど抗体を作ってくれないということが起こったわけです。今の感染症の学者たちはそのようなこともよくわかっていない気がします。

島田　日本のコロナ対策では、数値的な目標を立てた上で感染をいかに防ぐかということばかりに力がそそがれました。感染者の数字ばかりが目立ちました。もちろん、ウイルスが発生すれば私たちは感染するかもしれませんが、感染を遮断するということしか考えていなかった。問題は感染する人間の側です。感染者の身体的な条件とか精神的な条件、あるいは、それこそ霊的な条件のようなものがどうなっているかということが大きいのですが、あまり語られませんでした。それは、今でもそうですね。

和田　おっしゃる通りです。そこで感染する人間の側の基礎疾患について言われ始めました。高齢者と基礎疾患のある人たちが感染してはいけないと言い、糖尿病や高血圧の人たちが感染するとダメと言っていました。ところが、私に関して言えば、糖尿病で高血圧、心不全で基礎疾患のデパートのような人間ですが、コロナで3回陽性になった。しかし、3回とも無症状でした。つまり基礎疾患の塊でも、僕は厚かましい性格の上に食べたいものを食べていたからよかったと思っています。

島田　和田さんは、コロナに嫌われたんじゃないでしょうか。私も、1度、コロナに感染して、高熱が出たことがありましたが、すぐに治りました。しばらくの間は、嗅覚に少し異常があったようですが、それも今ではなくなっています。そこには、大病をして以来、健康を保つことができているということがかかわっていて、何より元気であるかどうかが大きい。何といっても、組織というものにかかわっていないので、それほど大きなストレスがかからないということが決定的なのかもしれません。

和田　嫌われたのかもしれませんが、結局、免疫力が高かったと思っています。つまり糖尿病のときに薬で無理に血糖値を下げていたりすると、かえって免疫力が落ちるんですね。食べたいものを我慢するとか。血圧を無理に下げたほうがだいたい体力が落ちるんです。

ですから、糖尿病が悪いのではなく、糖尿病を治療している方が逆に免疫力を落とすのではないかと思っています。基礎疾患があるからコロナにかかりやすくなったり、重症化しやすくなるのではなく、基礎疾患の治療をすることが悪いんじゃないかと思うようになったのです。

というのは、百寿者を調査してみると、血圧や血糖値はむしろ高めの人が多いのです。元気でいる高齢者は案外漢方薬や気付薬系のサプリメントなどを使っているケースがあります。ところが漢方薬や気付薬系のサプリの多くはみんな血圧や血糖値を上げるんです。西洋医学の医者はそれを漢方の副作用だと言いますが、やはり先人の知恵で血圧や血糖値は少々上げたほうが人間は元気になるんです。もちろん上げすぎがまずいのであって、少し高いぐらいのほうがおそらく元気でいることができる。私がそのように信じることになった理由の一つは、実は僕自身、正常値まで数値を下げると体調が悪いのです。ですから免疫力という考え方や、活力という考え方のいずれにしても、西洋医学的に何でもかんでも下げればいいという発想はありません。

島田　すると、現在の状況のまま70代、80代と維持していくことですね……。

和田　基本的にはそのつもりです。一応、腎機能と眼底の検査をしていますから、そこで問題が起こればそのときに考えるつもりです。やはり、みすみす目が見えなくなるのも嫌ですから、検査の結果によって軌道修正をする可能性はあります。

ところでＡＩの話をしましたが、これから実用化されるとすごいと思っているのがｉＰＳ細胞です。現在のｉＰＳ細胞による治療は非常に高額ですが、これから先の10年か20年でスタンダードな治療になると思います。最近では心臓の筋肉にｉＰＳのシートを貼ると、先天性の心疾患が治るという話題がニュースになっていました。理屈で言えば血糖値が高い、血圧が高い、コレステロール値が高いといけないのは、動脈硬化が起こるからなのです。ところが、血管にｉＰＳ細胞を貼り付けると血管が若返ります、元の子どもの頃の血管に戻る可能性があります。ｉＰＳの理論上ではその治療が確立されれば血圧や血糖値を下げる必要はなくなります。

ですから、眼底をこれからも常に検査してもらい、目が悪くなってきたときにｉＰＳを貼り付けて目を治すという治療が起こり得ます。それは10年後か20年後かわかりませんが、医学の進歩を信じるという考え方もあります。

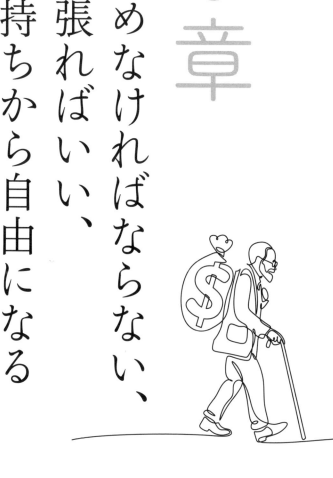

第6章

お金は貯めなければならない、自分が頑張ればいい、という気持ちから自由になる

健康はみんなと同じ状態になるという常識を捨てる

島田　一般の人間が、医学の進歩を理解することは難しいことですね。和田さんのように医師であれば新しい情報や治療法などについて最新の知見がわかると思いますが、一般の人たちは医学の進歩も含めて、医療についてどのように情報を得て理解していったらよいのかということがわかりません。お医者さんによって言うことは違いますし、研究者によってもまったく違うことがあります。世の中に流布している情報は千差万別でいろいろあり過ぎます。

しかも、お医者さんも、一人ひとりの技量が違うと思います。同じ病気でも、しっかりした診断ができるお医者さんとそうでないお医者さんがいるわけです。町のお医者さんを悪く言うわけではありませんが、これまで病気になったさまざまな人たちの話を聞くと、医者によって診断の違いが相当にあるなと感じることが少なくありません。誤診のようなケースも、ままあることです。

たとえば、寺島さんが皮膚の病気にかかり、かゆくてしょうがないという話を伺ったことがありました。何軒も医者にかかったのに、一向によくならないということでした。そこで、私の高校の同級生の皮膚科を紹介したら、たちどころに治った。その医師は、東大の医学部を出ている、相当にインテリの医者ですが、他にも、難しい病気にかかっているという人間が周囲に出たときには、彼に相談するようにしています。ガンも彼の専門ではないですが、意見を求めたことがあります。彼がダメだというなら、それは仕方がないことではないか。なかなか、そうした医者にめぐり合うのは難しいことですね。

そうなると患者の我々としては混乱の極ということになってきます。医療環境が良ければ良いほど、良い環境にめぐり合いたいという医療格差についての混乱が起こってくるという状況ではないでしょうか。

和田　誰が正しいかということはわからないですし、医学のもう一つの大きな欠点は、個人差を無視しているという点です。それは西洋医学の悪いところで、検査データの異常が現れた際に、データが正常値になるようにすべての患者さんに同じ治療をしようとします。逆に東洋医学は島田先生の症状を診る中で、「証《しょう》」というものを診ます。「あなたは弱い証だからこの漢方薬にしましょう」といった個人個人に合った薬を提供します。ですから、風邪をひいたら葛根湯と画一的に対応するのは西洋医学的な発想であり、「あなたは体が弱っているから体を温めるような証に合った薬がいい」と言って葛根湯を出すのであれば、それは東洋医学的なのです。同じ風邪をひいている人でも、その証によって違う薬を出すわけです。

そこで何が言いたいかというと、人間の身体は一人ひとりみんな違うということ。どれが自分に当てはまるかはわかりません。僕が唯一信じているものは体の声です。私は自己流で、現状の治療や症状に対応した薬を飲んで暮らして調子がいい。血圧はやや高め、血糖値もやや高めで好きなものを食べていますが、それが自分の身体にまあまあ合っているのだろうと思っています。本当は早く死ぬかもしれませんがそれでよし。つまり、体の声に従って暮らしています。

健康法や医師への妄信を捨てる

島田　健康に暮らすということはなかなか難しいと思うんです。例えば健康法を説く人にはいろいろな方がいました。大正時代に岡田虎二郎という人が、「岡田式静坐法」という健康法を開発し、それがものすごく流行った。ところが岡田さんは40代で亡くなってしまった。

それから有名な野口整体がありますが、野口晴哉《はるちか》さんも60代で亡くなっています。その結果、野口整体が滅びたというわけではないのですけど、そうしたことを聞くと、健康法を妄信して、ただそれに従っているわけにもいかないということですね。

野口さんの場合、野口整体を頑張って広めていったわけで、その後の野口整体の影響も含め、その功績は非常に大きいわけです。だったら、もっと長生きしてもよかったんではないかとも思うんですが、野口さんは音楽が非常に好きな方で、それに相当に入れ込んでいたようです。それは、野口さんが生きている間は、健康に生きた、充実した生を送ることができたということで、ただ長生きするばかりが人間の健康ではないとも言えます。健康というのは単に寿命を伸ばすだけではなく、充実した人生を送ることができるかどうかが究極的には一番大切なのではないかと思いますね。

和田　おっしゃる通りですね。さきほどの野口整体にしてもそうでしょうが、激務だからとかいろんな説はありますが、実は医者という職業に就いている我々自体の平均寿命は一般人より短いのです。

島田　たしかに激務ですね。私のかかりつけのお医者さんも、息子が2人いるんですが、お母さんの働きぶりを見て、自分たちは医者などになりたくないと言っているそうです。

和田　たしかに医者がお金儲けをしているとよく言われますが、病院の経営は薄利多売だからなんです。開業医の年収が3000万円と言いますけれど、おそらく労働時間が朝9時から夜8時までといった長時間働いていますから、一般のサラリーマンと比べて本当にいいのかがわかりません。長時間勤務を前提としても、その暮らしの中で医者は早く亡くなっている。早く亡くなる代わりに充実した生を送っているかと問われたときに、日々行っている仕事は案外流れ作業になっていますから……。

島田　医者というのは幸せなんでしょうか？

和田　いや、僕は幸せだとは思わないですね。ただ、少しだけ他の人よりお金が稼げるとか、特に地方では他に稼げる職業があまりありませんから、女性にモテたりします。それで幸せを得ているわけです。患者さんを治すことによって幸せを得ている医者がどのくらいいるのかという点では疑問を感じますね。

島田　地方のお医者さんの中にはハイエンドオーディオの世界に没頭してお金をかけている人がいます。オーディオ専用の大きな一軒家を建てている人たちも非常に多く、日本の有力なオーディオ装置を持っている人は軒並みお医者さんです。あるいは、高級な車をとっかえひっかえ買い替えるような地方のお医者さんもいます。

和田　そうでしょうね。医者というのは変な職業です。要するに医療費は全国一律の値段なんですが、人件費も土地代もすべて地方の方が安いですから、地方は医者が儲かります。しかも、都市に一極集中している社会の中で、地方はお金を使うことがあまりありません。

島田　お金があるので、それで楽しもうとしても、そういう環境がないということですね。

和田　もちろん、地方にも高級な料亭や高級な寿司屋はありますが、数は多くありません。東京のように美食家の人たちが毎日おいしいものを食べるようにはいきません。地方の医者は週に1度ぐらい、落ち着いて少々高級な飲食店で食事をするのがやっとですから、やはりお金を使うところがない。そうすると、オーディオやクルマに金をかけたりするわけです。高級スポーツカーを買ってスピード違反ですぐに警察に2度ほど捕まって免許が取り上げられ、東京に戻ってくるという話になる（笑）。とはいえ、医者の中でも音楽やオーディオといった趣味のある人は幸せだと思います。

確固とした未来があるという考えを捨てる

島田　和田さんの場合、今までの経歴というものを見てみると、さまざまな肩書きが書いてありますね。医師でもあり、大学の先生でもあり、受験の指導者でもあり、映画監督でもあると。逆に考えると「この人は何者なの？」という感じもして、和田さんという人は人生に何かの目標があってそれを実現するために行動してきた人なのか、それともたまたまいろいろな要因が重なることによって現在の状況になったのか。どちらなのでしょうか。

和田　どちらもありますね。やはり、世間になんらかの影響を与えたいというのは夢の一つです。僕は葬式も墓もいらない派なんです。その代わり、できることなら死んでからも名前を残したい。だから一冊でもいいから僕が死んだ後も読んでもらえるような本や、何か１本でもいいから死んだ後も観てもらえる映画を作ることに対して夢があります。

そうやって過ごしてきて、たまたまいろいろな人や物事に出会ったのも事実ですし、そもそも僕は注意欠陥多動性障害という発達障害があります。多才だからいろんなことをやっているということよりも、一つのことに打ち込むというのができない。僕が天才に見えるかどうかはわかりませんが、世の中で天才に見える人は、意外に発達障害だったからという人は多いのではないかと思います。

島田　私の場合、今は本を書く仕事で生計をたてているわけですが、若いころにそんなことを将来仕事にしようと考えていたわけではありません。それまでにはいくつもの転機になるような出来事があって、最終的にそうなっているということですね。

最初の転機は、大学の4年生のときに、ヤマギシ会という理想社会をめざす団体に出合い、そのメンバーになったことですね。ちょうど、私が入ったときのヤマギシ会は大転換期で、組織のなかに対立があり、また方向性を探っていた頃で、私も栃木県の南那須にあった農場に行き、鶏を飼ったり、鶏舎を建てる仕事をしていました。

しかし、それが山のなかで、自分が育った都会とはまったく違う場所だったので、こんなところにいていいのかと思うようになり、ヤマギシ会を抜けました。もし、そのとき南那須ではなく、ヤマギシ会の拠点となる三重に行っていたら、もう少し長くいたかもしれません。今もいるということにはならなかったと思うのですが、ヤマギシ会を辞めて大学院に進んだ。それも、大学院に行けば、奨学金とアルバイトで十分に食べていけると考えたからです。

父親はサラリーマンでしたが、私が高校生のときに会社がつぶれてしまった。そんなことがあったんで、就職とかを考えなかった。大学院にも行くつもりはなかったんですが、そんなことで進学し、結局博士課程には満期退学しなければならない5年いっぱいいました。それで、なんとか就職口にありつき、放送教育開発センターでは放送大学関係の仕事をしていて、日本女子大に移ってから宗教学を教えられるようになった。ただ、オウムの事件に巻き込まれて退職を余儀なくされ、９年間ほとんど仕事がない状況を経験し、大病までした。

その後、『創価学会』という新書が売れたこともあり、文筆で生活できるようになり、それが20年続いているわけです。成り行きでそうなってしまった面もあって、本当に自分が何をやりたかったのかが、今もってわかっていないところがありますね。今更、他の仕事をするわけにもいかないですし。

和田　僕もなにがやりたいのかは具体的なものを持っているわけではありません。映画はいいものを作りたいと思っていますが、どちらかと言えば、年を取れば取るほど、なんらかの形で名前を残したいという欲求が勝ってきます。

島田　もう映画の世界でも名前は残っているじゃないですか。

和田　どうでしょうか？　そんなことはないと思います。僕が死んだ後に観てもらえる映画や読んでもらえる本があるかと言ったとき、それはわかりません。

お金を残したいという考えを捨てる

和田　梶山季之《としゆき》さんと思いますが、日本でもトップクラスの流行作家だったにもかかわらず、十数冊しか文庫化されてないらしいです。

島田　人気小説家でも、亡くなったあとは品切れになり、一般の書店では買えなくなるのがほとんどでしょうね。

和田　そう考えたら夏目漱石や森鷗外はすごいですね。あとは松本清張くらいでしょうか。逆に小説の才能がそれほどなかったのでしょうか？　後世の人が作った賞なのでご本人に責任はありませんが、「芥川龍之介と直木三十五の代表作は何？」と聞かれたときにはよくわかりませんね。

島田　直木さんなどはたしかにそうですね。

和田　でも、賞などを作っておけば名前が残ります。僕は時々、ソフトバンクの孫正義さんクラスのお金持ちなら大学の一つくらいいくらでも創れるはずなのに、どうしてスタンフォード大学のような大学を創らないのだろうと思うわけです。

大学を創って、例えば入学試験に受かった学生に奨学金を1000万円渡すのです。そしたら東大を蹴って入学してくる学生はいっぱいいると思うんです。東大を出てからの1000万円にはたいした価値がありません。外資の企業に入れば初任給がそのくらいです。しかし、東大に入った18歳のときに奨学金を1000万円もらえるとなれば、東大を蹴って入学してくると思います。

島田　アメリカのスタンフォード大学は息子さんを亡くされた実業家が、息子のかわりにと創立した大学ですよね。1度訪れたことがありますが、キャンパスが美しく、本当に立派な大学に発展しています。

和田　ジョンズ・ホプキンズ大学も同様です。実業家のホプキンズさんが遺産を寄付して創立した学校です。翻って、日本人の死生観なのか何かはわかりませんが、孫さんにしても三木谷さんにしてもお金持ちは皆さんせこく財産を残そうとします。

島田　日本では、相続税が高くて、広い土地や莫大な財産をもっていても、後継者にそれを残すことができないです。戦後、そうした社会の仕組みが作られているので、大金持ちが生まれない、そういう状態になっています。

和田　最終的にはそれほど残りませんが、ある程度は残ります。それでも相続人によってはすべて食いつぶしてしまうこともあります。ソニーの盛田さんのところのように……。盛田さんの息子さんはすべて失ってしまって、クレジットカードも使えないという報道がありました。ですから、大きな事業を立ち上げた創業者はどうしたら自分の名前が後世に残るかということをどうして考えないのだろうと思います。

島田　その場合の名前というのは、なんらかの形で大学を創るとか賞を創るなどですね。成功者は社会に対して貢献する「ノブレス・オブリージュ」ということですね。そうした精神がなかなか日本には育たないのかもしれません。ヨーロッパの場合だと、キリスト教の信仰があり、人間は罪深いという考え方が強くあります。商売に対して否定的なのもキリスト教の特徴で、金を儲けた人間には、自分たちはいっそう罪深いのではないかという感覚がある。そうなると、死んだあと地獄に堕とされるかもしれないという恐れがあって、それで、教会などを寄付しようとしてきた。イタリアのメディチ家などがその代表で、それによってキリスト教美術が発展してきた面があります。

戦前の日本の制度は家督相続でしたから、とにかく自分の家を守りそれを次代に渡さなければならない。しかし、そのような構造が戦後の社会で完全に崩れたにもかかわらず、おそらくその意識だけはまだ残っている。そこで社会に貢献しようという気持ちが生まれない。

和田　おっしゃる通りです。日本ではお金を持っている人がせこい。ある意味、起業して一代で事業を大きくしたわけですから、最後は思い切ってお金を使おうという意識もあまりありません。例えば代々続いている家なら、「俺も家を守らないといけない。お前の映画にお金を出してやりたいけれど、家を継がないといけないからなかなかお金を出してあげることができない」といった事情があるならわかります。逆にアメリカの場合には寄付が大好きですし、寄付することがかっこいい生き方だという文化があるのでしょう。

島田　ありますよね。

和田　ビル・ゲイツも財団を立ち上げていますが、そうすれば名前は残ります。
島田　イスラム教の場合にも「喜捨」があります。豊かになったら、自分が持っているお金を貧しい人に与えるのは当たり前だと考えられています。ムハンマドという人が商人ですし、もともとイスラム教は商人の宗教です。商人の環境の中にあるので商売というものが非常に重要とされていて、お金は貯めるものではなく、使うということを優先します。イスラム教は、そういう感覚が非常に強い宗教です。お金を使うことで、社会が回っていくんだという、そういう宗教観、世界観があるわけですね。
和田　社会も回るでしょうね。イスラム教の国には貧しい国もいくつかありますが、まず飢え死にしないらしいですね。ラマダンのときにはご馳走も出てきますし……。
島田　そうです。だから巡礼のときの光景を見ていても、大口のスポンサーの存在を感じます。スポンサーが巡礼者に対して食事を提供するということをしていますから。
和田　これだけ格差が大きくなってきた日本も、そろそろそういったきれいなお金の使い方とか、死んでから名前を残そうといった発想の人たちが現れてきた方がいいと思うのですが。なかなか出現しません。
島田　実際に寄付をしてみると、その重要性がわかってきます。私も、娘が所属している東大のアメフトチーム「ウォーリアーズ」に対して30万円を寄付しました。そうすると、安田講堂に名前が残されたりするようですが、そうしたこととともに、娘に生きがいを与えてくれた組織に寄付ができたことの方にはるかに意義があると感じました。

和田　おっしゃる通りです。ですから、日本に暮らす僕たちも、「もうちょっとお金を残したい」という発想から「名前を残したい」というように、年を重ねたらある時期に変わらないといけないと思います。しかし、日本には成年後見制度があるので、認知症と診断され、さらに後見相当なので判断力がないとされたら後見制度の下それ以降は寄付したくてもできません。ですから、名前を残す寄付などをするには、やはり元気なうちに準備をすることです。

島田　日本人は得たお金はみんな貯蓄し、企業は内部留保するばかりで、お金を使うという方向を向いていません。お金は使うことによって助かる人もいますし、自分自身がお金を使うことによって自分の人生の意味を感じることができるのではないでしょうか。

和田　その通り。お金は抱え込んでいても仕方がないんです。

『葬式は、要らない』の功罪

島田　戦後すぐ出版された柳田國男の『先祖の話』という本があります。この本を柳田が書いたきっかけは、原町田周辺を散歩していたときにある老人に出会うわけです。その老人はもともと越後高田の人なのですが、事業に成功して財産を貯えました。子どもが6人いて、その6

人の子ども一人ひとりに家を与えることもできた。そこでその老人は、「自分は６つの家の先祖になる」と、誇らしく言ったというんですね。そのことが印象に残り、柳田は先祖の話という本を書くわけです。

和田　なるほど。

島田　それはやはり家督相続の時代だったからで、戦後になると民法が大幅に改正され、家督ということがなくなってしまいました。その老人のような考え方はその点では戦前のものということになりますが、現代においては自分の存在をどのように残すことができるのかは、なかなか難しい問題であると思います。

和田　島田先生は宗教学者だから申し上げたいのですが、自分の存在を残し伝えようとすると、大きな墓とか、そういうものになってしまいます。しかし、僕自身、墓ほど虚しいものはないと思っているわけです。要するにこれからは少子化ですから、３代後にいったい誰がお墓を見てくれるかわからない。

でも、例外もあって、吉田松陰のお墓は東京世田谷の松陰神社と山口の２ヵ所にあり、今もお花が供えられている。吉田松陰が死んだときには多分お墓は作ってもらえなかったはずです。後世の人たちが勝手に作り、みんなが今でもそのお墓にお参りに行っているのでしょう。吉田松陰のお墓の話を聞いた後、お墓は自分で作るものでなく、後世の誰かが作ってくれてこそ本

物じゃないかと思うようになりました

島田　参ってくれる人がいない墓は、無縁墓になり、ただ墓石だけが残ることになってしまいます。ただ、参ってくれる人がいる墓には意味があります。例えば歌舞伎役者が新しい演目をやるときには、先祖の墓に行って、お参りし、そこで決意を固めるということがありますね。

和田　しばらく前、初めて池上本門寺に行ったときの話です。お寺は思ったよりも立派で、2時間ほど時間があったので、ゆっくり境内を歩いているとたまたま力道山のお墓があったわけです。お寺の案内に力道山の墓があると書いてありましたが、すぐわかりました。そこで、お墓に向かって力道山を拝むような気分になるわけです。結局、お墓とはそういうものなのかと思いました。

僕がある時期から自分の名前を残すことにこだわり、名前が残るなら葬式もお墓もいらないという気持ちになったのは、そういう体験をしてからのような気がします。

島田　私は2010年に『葬式は、要らない』（幻冬舎新書）という本を出しました。その本はかなり売れ、本の影響も幾分あったのかもしれませんが、その後、葬儀の簡略化がものすごく進んでいきました。さらにコロナが流行することで、その動きが相当に加速しました。家族葬という形で身内だけで葬儀をすませてしまうことが一般化してきました。

しかし、急速に簡略化が進んだことで、逆に不都合が生じている感じがしています。問題は

2つぐらいあると思っていますが、1つ目は死んだことが伝わらなくなったということです。葬儀を行う場合には、故人に関わった人たちに電話なりで連絡をするわけです。それによって、その人が亡くなったことが周知されていたわけですが、葬式をしないと、亡くなったこと自体が伝わらなくなってしまいます。ですから、その人が生きているのか、それとも死んでいるのかがわからないという状況が生まれました。これが大きな問題の1つ目です。

もう一つは、葬儀の機会がなくなったことで、仕切るということが、特に企業ではなくなったということがあげられるかと思います。葬儀は、一つの事業であり、イベントであるという側面があります。ですから、葬儀をきちんと仕切ることができるかどうかは、故人の後を継ぐ人にとって非常に重要な場であるということです。企業の社葬などは特にそうですね。社葬をうまく仕切れるかどうかということが後継者の証になります。あるいは、庶務課長などが社葬をうまく仕切ることによって評価される。企業によっては、葬儀をうまく出せたことで出世することもあるわけです。ところが葬儀の簡略化によって、トップの葬儀を仕切る力のようなものが組織の中で失われ始めている気がします。

特にひどかったのは、岸田文雄元首相が仕切った安倍晋三さんの国葬の場合です。さんざん国民からも批判をされましたが、一つに、あの国葬は決定が早すぎたのです。誰にも計らずに決めてしまった。前例となる吉田茂元首相の国葬では、各党に伺いを立てました。共産党は反対したようですが、他の党は賛成した。それが、安倍元首相の国葬では事前に各政党に相談することがなかった。

その一方で、国葬の日程が遅すぎた。遅すぎたことで、安倍元首相が銃撃という形で悲劇的に亡くなったことに対する哀悼の気持ちが国民の間で失せ、しかも、旧統一教会のことがとりざたされ、むしろ批判的な空気が生まれてしまいました。決定が早すぎて実際の葬儀が遅いという2点によって失敗しているわけです。そのように葬儀を仕切る能力のようなものが日本の社会の中で失われつつある気がします。組織をうまく運営していく力というものが葬儀の場で作られてきたのだとしたら、昨今の葬儀の簡略化という方向性にはやはり大きな問題がある。

あまりに行き過ぎてしまったのかもしれません。

和田　それもあるとは思いますが、それでもあまり葬式はやりたくないですけど……。

島田　葬儀は亡くなる本人にとって結局関係のないものですから。

和田　よく終活とかをするとき、残された人間に迷惑をかけたくないので、せめて葬式代だけでも貯めておくという話を聞きます。「俺の葬式はこんなふうにしてくれ」とか伝えたりもします。別に残された人間に迷惑をかけることは悪いことではないと思います。いくらかの財産も入ってくるでしょうし、死んでからも残った人に気を使う必要はまったくないと僕は思っています。しかし、関係のない人を巻き込む必要もないとは思っています。葬式があると、仕事で忙しいのにお通夜や告別式に行かないといけないとか、香典も包まなければならないなど、葬儀は結構周囲に迷惑をかけていると僕は思うのです。そういう意味で、少なくとも僕の葬式はやってほしくないと思っています。

島田　亡くなった人の財産の相続はたしかに面倒なことになります。人が亡くなるとその人が持っていた金融機関の口座が凍結されるわけです。その凍結された口座を解除するために、面倒な手続きが必要になります。というのも、その財産を相続する資格を持っている人間をすべて洗い出さなければならないからです。

２年前に母が亡くなったときに通帳が残っていて、その口座の凍結を解除する手続きが必要になったんですが、戸籍謄本も、亡くなった本人だけではなく、さらにさかのぼってその両親の戸籍まで必要になりました。

その点で面倒だったわけですが、戸籍謄本を取り寄せて、母の両親の戸籍を見てみるとなにやら不思議なことがいろいろと書かれていました。昔家督があった時代には、家族は一つの戸籍に入らないと生活できないということがあり、戸籍の出入りがそこに詳細に書かれているわけです。それによって我が家のヒミツがわかったというわけでもないのですが、家によっては、普段は知ることのできないルーツがわかる可能性も出てくるわけです。

和田　そうですね。戸籍を改めて見ることは面白いことだと思います。

島田　戸籍を取り寄せることは面倒でも、それによって自分のルーツが少しでもわかれば、必ずしも悪いことではなくなってくるのではないでしょうか。

和田　たしかにそうですね。戸籍を見ることは決して迷惑ではないと思いますし、僕は生前に家族のルーツを調べることのできる機能があることはいいことだと思います。たしかにそこには自分の存在が残るわけですから……。

戸籍の記録以上に自分の名前を残したいというのは結果論でもあります。こんな面白いことを言っていた人がいたとか、やはりこの人の書いた本はいい本だったなど、後に仕事の結果として評価されるわけです。例えば僕が書いた『80歳の壁』がどのぐらい普遍的な本かはよくわかりませんが、もっと後々に残るような本が僕の残りの人生のうちに書けないかなとは思います。

ちなみに自分の名前を残したいと思うきっかけになったのは、30年ほど前、土居健郎先生に、「人間は死んでからだよ」と言われてからです。確かに土居先生の書かれた『「甘え」の構造』はずっと残っていますから、説得力があります。

葬式や墓について考えることを止める

島田　私は葬式についていろいろと書いてきましたが、自分自身の葬式については、家族に任せたいと考えています。別に希望はありませんし、その時々の状況によっても葬式をするかどうかは違うと思います。自分の葬式のことを考えるより、とりあえず、今どういった本を書こうかを考えます。それは、生活の糧でもありますし、今になると、人生を続けていく上での生きがいにもなっていますから。

和田　島田家の代々のお墓はありますか？

島田　島田家の墓はあります。祖父が亡くなったときに、祖母が建てた墓です。祖父も祖母も、地方の出身で、東京に出てきたわけで、それまでは墓がなかったわけですね。

墓をたてたのは、昭和30年代のことになりますが、そもそも庶民が自分の家の墓を建てるようになったのは、戦後になってからのことですね。それよりも前に建てた墓があったとしても、それは、遺骨を墓石の下にあるカロート（納骨室）におさめたものではなく、供養のために石碑を建てたものだったと思います。

ところが、都市部を中心に火葬が広がると、火葬した後に遺骨が残りますから、それを埋葬するための墓がどうしても必要になった。私の家の場合も、まさにそうで、戦後には、そうした家が増えて、墓ブームが起こりました。それがやがては地方にも伝わっていくわけですが、都会の墓は郊外にもうけられることが多かったので、不便な場所にあり、マイカーの普及ということとも連動していました。墓参りが一種のレジャーになったわけです。

それに都会に出てきた人間には、出てこざるを得なかったという事情もあり、故郷の実家を見返してやりたいという気持ちがあったので、立派な墓を建て、亡くなったときには立派な戒名を、高い戒名料を支払ってでももらうということも広がりました。

しかし、ブームはあくまでブームですから一過性のもので、今ではブームもすっかり終わってしまいました。農家なら、家を受け継いでいくことが生活を成り立たせる上でどうしても必要なことですが、都会のサラリーマンにはそんな必要はない。家業がないわけですから、家がどうしても必要なわけではない。

そうなると、家が続かなくなり、墓守がいなくなることが見込まれる家では、墓を将来において維持できなくなるわけで、そうなると、墓は邪魔になり、そこで墓じまいをすることになってきた。今は、石屋さんの仕事も、新しく墓を建てるのではなく、墓じまいになってきているようです。

柳田の『先祖の話』で述べられたこととも関係しますが、戦前や戦後すぐの時代であれば、家を絶やさないことが大きな目標になり、先祖になれば、後継ぎとなった子孫から尊重され、供養を続けてもらえたわけです。しかし、今ではそうした状況ではなくなった。仕事ということも、たんに金儲けの手段になってしまい、子孫に何かを残すという大目標がすっかり失われてしまいました。

そうなると、会社勤めのサラリーマンが果たして幸福なのかという疑問も生まれてきます。大変申し訳ないことなのかもしれませんが、サラリーマンに対して、「君たちはなんのために生きてるのか？」と訊ねたくなります。サラリーマンを勤め上げ、定年になった日には、「よく頑張りましたね。ご苦労様」とねぎらいのことばをかけてもらえるかもしれません。しかし、何も後に残せないのだとしたら、それでよかったのだろうかと。

和田　確かにそうですね。

島田　これからの社会を健康にストレスなく元気に暮らしていくことを考えると、やはり職業をしっかり考えなければならないと思いますね。

和田　たしかにそうです。定年を迎えてからその後の人生はまだ20年以上ありますからね。長いです。

島田　昭和の頃は、55歳が定年で仕事を辞め、60歳くらいになるとみんなブラブラしていたようですね。

和田　僕の祖父は戦後隠居のようになって、浴衣を着て縁側に座りタバコの話とかしていたそうです。よくよく考えれば、当時の祖父は今の僕の歳より若いんです。その頃は60歳くらいで死ねたわけですが、今は残りの時間が長いんです。

島田　定年の後はみんなそうだったので、ブラブラすることもあまり難しくはなかったんでしょう。しかし、今はもう状況が違います。なにしろ、長生きすることが一般的になり、老後を支えていくためのお金が必要だからです。

仮に私が、今のような状態にならず、大学の先生を続けていたらどうなっていたかを考えてみました。もう70歳を超えていますが、日本女子大にずっといたら、68歳が定年のはずです。その時点で、30年ほど大学に勤めたことになりますから、退職金は2000万円から3000万円の間くらいでしょう。かなりの額ではありますが、2000万円を退職した後の20年で割れば1年100万円ほどです。長年勤めたことで、年金の額は月二十数万円にはなると思いますが、退職金を含め、年収にしたら400万円くらいでしょうか。老後にもらえるお金としては多いのでしょうが、現在の私はそれ以上に稼いでいるので、意外に少ないなと考えました。

お金のことだけではなく、大学に勤め続けていて、学長になれば、勲章ももらえたかもしれません。私は、日本女子大学元教授とは名乗れても、日本女子大学名誉教授とは名乗れないわけで、それも大学を辞めたことのデメリットかもしれません。ただ、そうしたことは実害があるわけではないので、私の人生にあまり大きな影響を与えていない気がします。

むしろ、和田さんもおっしゃったように、何かを残すということでは、200冊以上の本を出していますから、そうした本は死んだ後にも残ります。書店では売られなくなるでしょうが、図書館には入っているでしょうし、最近では電子書籍になっているので、それがなくなることはないのかもしれません。

本のなかには、『葬式は、要らない』や『0葬《ゼロ》』（集英社文庫）のように、社会に対して影響を与えたものもあります。そうした本が出せたということは、文筆家としての仕事に意味があったということになります。

私もいつまで生きられるか、その最期はわかりませんが、健康な間は続けられる文筆という仕事を得ることができたのは、大きな幸福なのかもしれません。せいぜい、その道をまっとうしたいと考えています。

あとがき

和田秀樹さんとの対談は2回目になる。前回は、２０１７年に刊行した『宗教と精神科は現代の病を救えるのか？』（ベスト新書）という本においてだった。

そのときと今回で大きく違うのは、和田さんの執筆された健康法についての本が大ベストセラーになったことだ。『70歳が老化の分かれ道』（詩想社新書）からはじまって、『80歳の壁』（幻冬舎新書）は大きな話題になった。

それにともなって、私は60代から70代になり、和田さんも50代から60代にと年を重ねた。

今回の対談には、そうした変化が色濃く反映されているように感じる。２つの対談のあいだにある8年という歳月は、高齢化社会を加速させるとともに、対談したわれわれにも老いの問題を突きつけることになったのである。

実際、前回の対談本を読み返してみると、高齢化社会のことも、老いのこともほとんど語られていない。当時のわれわれには、そうしたことがまだ視野に入っていなかったのだ。

現代の日本社会では、寿命が伸び、老後が長くなった。その老後をいかに健康に過ごし、生き生きとした人生を送るかが、年齢を重ねた人間に共通の課題として突きつけられるようになってきた。

この本では、そうしたことを踏まえ、いかに長寿を実現していけばよいのかをさまざまな角度から検討した。

その際に重要なことは、世間で言われていることを鵜呑みにしないということである。世の中では、さまざまな健康法が説かれている。そうしたことが書かれている健康本を読みあさる高齢者もいることだろう。ただ、よいと言われている健康法であっても、それを続けていくのは容易ではない。

あるいは、何かからだに不具合が生じたとき、誰もが医者にかかるわけだが、その診断が本当に正しいものであるのかどうか、そこに疑問を感じることもある。最近、「セカンド・オピニオン」ということが言われるのも、それが関係する。

これは、日本人にとくに見られることなのかもしれないが、自分の病気は医者任せという人が少なくない。ところが、医者任せにしていると、病気がいっこうに治らない。それで病気が悪化し、面倒な事態になることもめずらしくないのだ。

自分のからだのことが一番よくわかるのは、自分であるはずである。自分のからだが病気を通して、いったい何を語りかけているのか。本来、私たちはそうした声に耳を傾けなければならない。聞いた上で、自分なりの健康法を確立していかなければならないのである。

今やそういう時代になってきたのではないだろうか。私は、和田さんと改めて対談をしてみて、そのことを強く感じた。

２つの対談のあいだには、もう一つ、新型コロナウイルスの流行という大きな出来事があった。それは感染症の恐ろしさを突きつけることになったが、私が強く感じたのは、細菌やウイルスに感染しても、それをはねのけることができる強いからだを作る必要性である。

それは免疫力を高めるということでもあるのだが、世の中は、あまりその点に着目してこなかったようにも思える。

和田さんが、「やりたい放題」ということばを使うのも、おそらくはそれが関係していることだろう。萎縮していては、人間、力がわいてこない。その点に目を向けることが、今、一番求められていることではないだろうか。対談を終えて、私はそれを痛感している。

島田裕巳

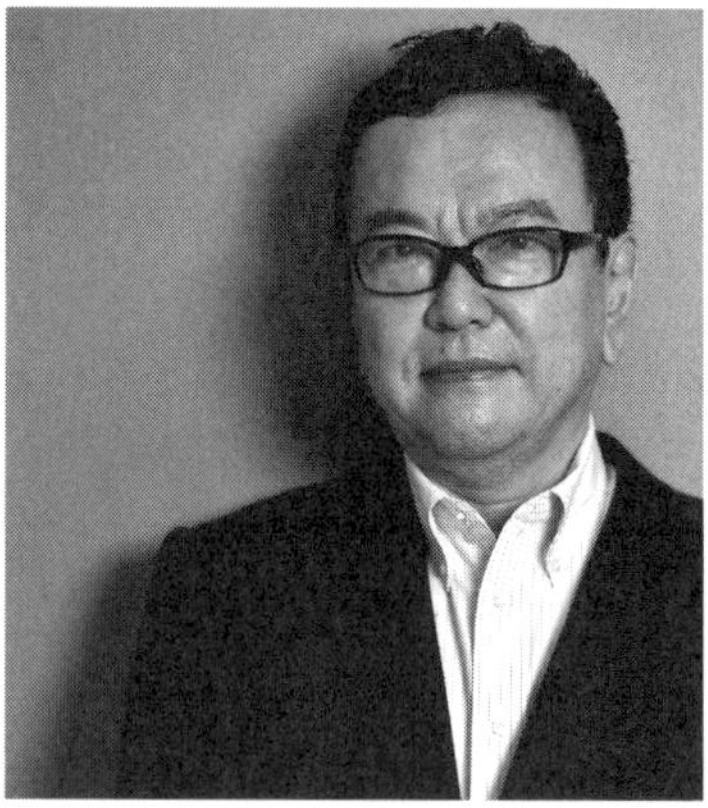

撮影：三浦憲治

和田秀樹

1960年大阪市生まれ。1985年東京大学医学部卒業。東京大学医学部付属病院精神神経科、老人科、神経内科にて研修、国立水戸病院神経内科および救命救急センターレジデント、東京大学医学部付属病院精神神経科助手、アメリカ、カール・メニンガー精神医学校国際フェロー、高齢者専門の総合病院である浴風会病院の精神科を経て、現在、川崎幸病院精神科顧問、一橋大学経済学部・東京医科歯科大学非常勤講師、和田秀樹こころと体のクリニック院長、立命館大学生命科学部特任教授 。2007年12月劇映画初監督作品『受験のシンデレラ』でモナコ国際映画祭最優秀作品賞受賞、2013年12月には第二回監督作品『「わたし」の人生』で人道的作品監督賞受賞。主な著書に『80歳の壁』『ぼけの壁』（幻冬舎新書）、『テレビの大罪』（新潮新書）、『受験は要領』『[新版]「がまん」するから老化する』（PHP文庫）など。

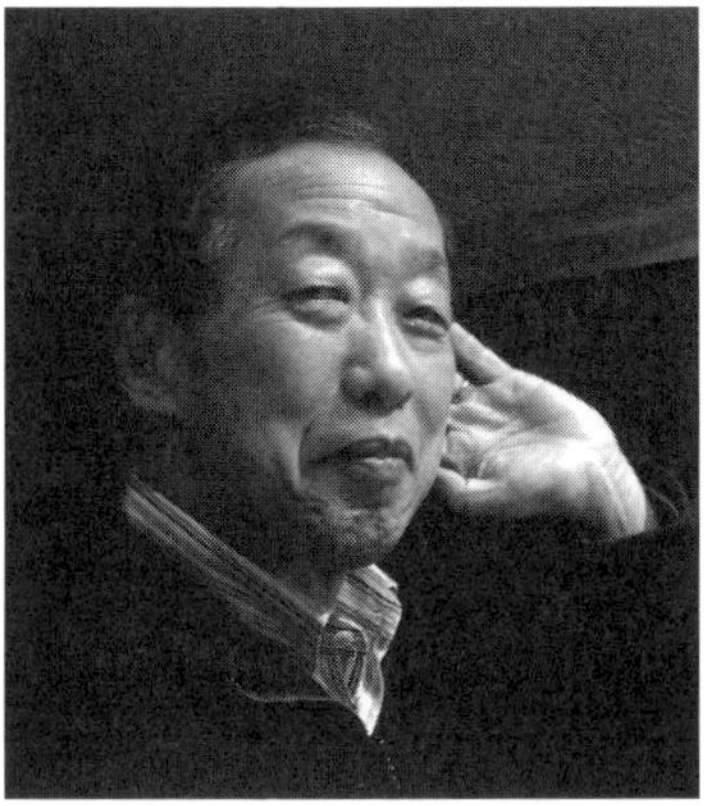

島田裕巳

1953年東京生まれ。東京大学文学部宗教学宗教史学専修課程卒業、東京大学大学院人文科学研究課博士課程修了。放送教育開発センター助教授、日本女子大学教授、東京大学先端科学技術研究センター特任研究員を歴任。現在は作家、宗教学者、東京女子大学非常勤講師。著書に『葬式は、いらない』（幻冬舎新書）、『ゼロ葬』（集英社文庫）、近著『性と宗教』（講談社）、『新宗教と政治と金』（宝島社）、『大人の神社めぐり』（アチーブメント出版）など。新宗教が日本にもたらずさまざまな謎について現在メディアに多数出演。

編集協力／ディークリエイト

健康法《けんこうほう》と医学《いがく》に頼《たよ》らず　100歳楽々長寿《さいらくらくちょうじゅ》
手放《てばな》すと、すーっと楽《らく》になるモノこと

2025年3月18日　第一刷発行

著者　島田裕巳《しまだひろみ》
　　　和田秀樹《わだひでき》

発行者　清田則子
発行所　株式会社　講談社
〒112-8001　東京都文京区音羽2丁目12-21
（販売）03-5395-5817　（業務）03-5395-3615

編集　株式会社講談社エディトリアル
代表　堺公江
〒112-0013　東京都文京区音羽1丁目17-18　護国寺SIAビル
（編集部）03-5319-2171
装丁・本文デザイン　太田穣
印刷　株式会社KPSプロダクツ
製本　株式会社国宝社

NDC593　175p　19cm　Printed in Japan
ISBN978-4-06-538560-9